消化器内視鏡下手術シリーズ〜標準的手技を学ぶ
監修■木村　泰三

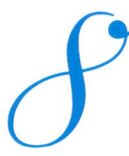

腹腔鏡下脾臓摘出術

■著者■

森　　俊幸（杏林大学医学部外科）
跡見　　裕（杏林大学医学部外科）
寺島　裕夫（東京逓信病院一般・消化器外科）

へるす出版

監修の言葉

　このたび「消化器内視鏡下手術シリーズ〜標準的手技を学ぶ」（8巻）が上梓されることとなった。

　すでに多くの報告が示すように，内視鏡下手術は，体壁の損傷を少なくすることにより，美容的であるのみならず，手術侵襲を小さくすることに成功した．その結果，早期離床・早期経口摂取・早期呼吸機能改善などが可能となり，入院期間短縮・早期職場復帰などの利点が得られた．しかし一方で，内視鏡下手術は，2次元モニター下に手指を直接使うことなく手術器具のみで手術を行うという，きわめて特殊な手技である．また，対象臓器を見る方向が開腹とは異なるので，開腹手術とは異なった手順が必要な場合も多い．すなわち，手術名が開腹と同じ手術であっても，内視鏡下では開腹とは違った手技が必要となる．

　内視鏡下手術が始まった当初は，このことをよく理解せず内視鏡下手術を始めてしまう者もおり，不幸な結果をもたらすこともあった．手術を内視鏡下に安全に行うためには，開腹で行う標準手技とは別に，内視鏡下での標準手技を学ぶ必要がある．本シリーズの目的は，手術を内視鏡下に行う場合の標準手技をわかりやすく述べることである．すなわち，第1巻で基本手術手技を解説し，第2巻〜第8巻にかけて代表的な内視鏡下手術である7つの術式，すなわち，胆嚢摘出術と総胆管結石手術，幽門側胃切除術，アカラシアと逆流性食道炎手術，脾臓摘出術，左結腸切除術，右結腸切除術，食道癌手術の標準手技を解説する．上記の内視鏡下手術は，すでに本邦において多数例の積み上げがあり，内視鏡下の標準手技がほぼ確立されたといえるものである．また，執筆者はそれぞれの内視鏡下手術が本邦で始まった当初から活躍され，手技の標準化とその教育に心血を注がれてきた先生方である．

　本シリーズは，いうまでもなく現時点において最高の内視鏡下手術書である．内視鏡下手術の初心者から日本内視鏡外科学会技術認定の取得をめざす者まで，必読の書である．また，本書の発刊は安全な内視鏡下外科手術の普及に大いに貢献するものと信じてやまない．

2007年12月

富士宮市立病院院長
日本内視鏡外科学会技術認定制度委員長
木村　泰三

序　文

　腹腔鏡下脾臓摘出術は1992年に初めて発表されて以来[1,2]，術式にも工夫や改良が加えられている。現在では，脾腫のない脾臓摘出術の第一選択の治療法となっている。

　初期には，体位を仰臥位とし，大網を切開，短胃動静脈，脾動脈を同定，結紮切離する術式（anterior approach）が行われていた。現在では体位を右半側臥位とするlateral approachも行われるようになった。

　lateral approachではanterior approachに比べ，手術時間が短縮し，出血量，開腹移行率が減少するとも報告されており，われわれも第一選択の術式としている。一方，脾臓摘出術は施行頻度の高い術式ではなく，個々の外科医の経験症例数は多くない。このため，脾腫のない症例では腹腔鏡下手術の難度は必ずしも高くないが，その施行に躊躇しているケースも少なくないと思われる。

　本書は，腹腔鏡下脾臓摘出術に必要な，解剖や術式，さらには合併症やその対策などにも言及し，安全な手術の施行を目指している。読者諸兄の参考となれば幸いである。

1) Carrol BJ, et al : Laparoscopic splenectomy. Surg Endosc　6 : 183～185, 1992.
2) Delaitre B, et al : Laparoscopic splenectomy : Technical Aspects. Surg Endosc　6 : 305～308, 1992.

2008年7月

杏林大学医学部外科
森　俊幸

● 目　次 ●

I　術前準備　　1

1. 適　応 …………………………………………………………… 2
2. 術前診断 ………………………………………………………… 4
3. 腹腔鏡下脾臓摘出術の成績 …………………………………… 6
4. インフォームド・コンセント ………………………………… 6
5. 術前準備 ………………………………………………………… 8
6. 必要器具 ………………………………………………………… 8

II．手術の実際　　13

1. 手術のポイントとなる基本解剖 ……………………………… 14
    1）脾門部の構造　16
2. 体位・アプローチ ……………………………………………… 18
3. 腹腔鏡下脾臓摘出術の基本戦略 ……………………………… 22
    1）脾結腸間膜の切離　24
    2）胃脾間膜の切離　26
    3）脾背側腹膜の切離・脾腎ヒダの剝離　32
    4）脾門部の処理　36
    5）標本バッグへの脾回収　42
    6）脾の破砕・取り出し　46
    7）腹腔洗浄・ドレーンの留置　48

Ⅲ. トラブルシューテイング　　49

1. 出　血 …………………………………………………………… 52
    1）穿刺創からの出血　　54
    2）被膜出血　　54
    3）血管損傷　　56
        短胃動脈 56／脾動静脈 56
2. 他臓器損傷 ……………………………………………………… 60
    1）横隔膜　　60
    2）膵　　62
    3）消化管　　62
    4）肝　　62
3. その他のトラブル ……………………………………………… 64
    1）脾臓がパウチに収まらない　　64
    2）脾臓が腹腔外に取り出せない　　64
    3）脾臓の腹腔外への取り出しに際し，脾組織が腹腔内にこぼれた　　64

Ⅳ. 術後合併症と対策　　65

1. 後出血 …………………………………………………………… 67
2. 門脈血栓症 ……………………………………………………… 67
3. 腹腔内膿瘍 ……………………………………………………… 67
4. 膵液瘻 …………………………………………………………… 68
5. OPSI（overwhelming postsplenectomy infection）……… 68
6. 遺残副脾 ………………………………………………………… 68
7. splenosis ………………………………………………………… 70

I.

術前準備

I．術前準備

　腹腔鏡下脾臓摘出術は1992年に初めて報告された．初期には体位を仰臥位とし，大網を切開，短胃動静脈，脾動静脈を同定，結紮，切離する術式（anterior approach）が行われていた．超音波凝固切開装置やLigaSure®の登場，鏡視下手術用自動縫合器の進歩などに伴い，術式にも工夫・改良が重ねられ，現在では体位を右半側臥位にするanterior approachや体位を右側臥位とし脾背側の腹膜を切開した後に，胃脾間膜や脾門部の血管を処理するlateral approachも行われるようになった．lateral approachではanterior approachに比し手術時間が短縮し，出血量，開腹移行率が減少するとも報告されており，現在では脾腫のない症例の脾臓摘出術の第一選択術式となっている．われわれは，右半側臥位のanterior approachを基本術式としている．脾腫がなく脾臓摘出のみを要する症例ではlateral approachも行っている．

1．適応

　腹腔鏡下脾臓摘出術の主な適応疾患を**表1**に示した．特発性血小板減少性紫斑病を筆頭に脾腫を伴わない良性疾患はもっともよい適応であり，鏡視下手術が第一選択の術式である．脾腫があるものは視野展開が難しくなり，腹腔鏡下脾臓摘出術が困難となる．当初，長軸径20cm以上の症例は鏡視下手術の適応外とする見解もあったが，現在では27cmあるいは3,200gとされるに至っている．これより大きな脾臓の摘出症例の報告もあり，脾腫のみによる適応除外はなくなってきている．脾腫症例の腹腔鏡下手術は各施設の経験や，患者体型，既往手術や併存疾患などを考慮して決定する．橋爪らは門脈圧亢進症を伴う硬化療法抵抗性の胃食道静脈瘤症例に対し，胃血行郭清とともに脾臓摘出を行う腹腔鏡下Hassab手術を施行している．悪性疾患では，悪性リンパ腫や白血病で脾腫による圧排や脾機能亢進というような有症状のもの，組織診断が必要な症例で適応があるとされる．脾囊胞，脾動脈瘤，外傷性脾破裂での脾全摘の報告も散見されるがoverwhelming postsplenectomy infection（OPSI）も考慮し，それぞれ部分切除，瘤切除，クリッピングや縫合術も報告されている．

表1. 腹腔鏡下脾臓摘出術の適応疾患

特発性血小板減少性紫斑病（ITP）
遺伝性球状赤血球症（HS）
自己免疫性溶血性貧血（AIHA）
HIV関連血小板減少症
門脈圧亢進を伴う脾機能亢進症
白血病・悪性リンパ腫
脾腫瘍
脾動脈瘤
脾膿瘍
脾嚢胞
脾破裂，脾損傷

2. 術前診断

　術前には超音波検査，CT検査を行う。術前診断でポイントとなるのは，脾腫の程度，側副血行路の発達の程度，副脾の存在である。

　脾腫は超音波検査でspleen indexを用い計測する。簡便には脾上下極間の距離が10cmを超えるものを脾腫とする。特発性血小板減少性紫斑病（ITP）では通常脾腫を認めない。超音波検査では必ずしも脾の全体像が把握できないことがある。CT検査で各スライスの脾断面積を測り脾体積を算出する。脾体積は通常100〜300cm^{3}である。腹腔鏡下手術施行時にはポート留置の位置決定のため脾下極の計測も重要である。とくに脾腫症例において，腸骨稜などとの脾下極の位置関係を把握する。

　門脈圧亢進症により脾周囲側副血行路が形成されている場合，その把握が重要であり，造影CT検査やMRI検査を行う。側副血行路の発達した症例では，経皮経肝門脈造影（PTP）や腹腔動脈造影門脈相などで側副血行路の発達の程度，脾動静脈の血管走行を確認し，術中の偶発的な血管損傷を避けるようにする。副脾の発生頻度は剖検では約10％と報告されているが，臨床例では15〜30％とも報告されている。一般には無症状で臨床的に問題となることは少ない。脾臓摘出術に対し無反応/再発の血小板減少症の原因のうち，副脾の存在がもっとも頻度が高いと考えられている。胃脾間膜，脾結腸間膜，脾腎ヒダなどが脾周囲に存在することが多いが（図1a，b），異所性の副脾もまれではない（図2）。副脾は通常，小球状を呈している。腹腔鏡下手術では触診が行えないため，開腹手術では通常，球状の構造を触知することにより行われる術中の副脾検索が不十分ともなる。超音波検査や腹部CT検査で副脾を疑う腫瘤像を認めた場合，^{99m}Tc-スズコロイドやフチン酸を用いたシンチグラフィーで鑑別する〔「Ⅳ．術後合併症と対策」図33（p.69）参照〕。

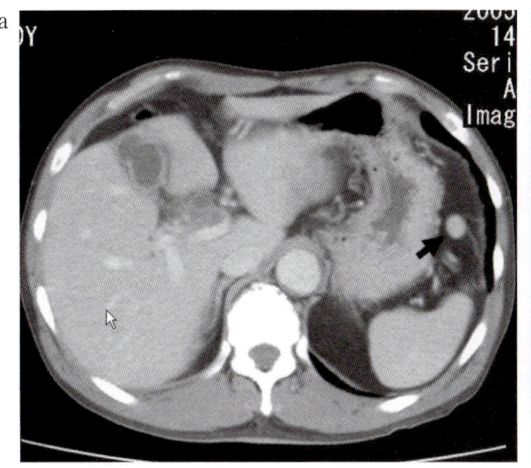
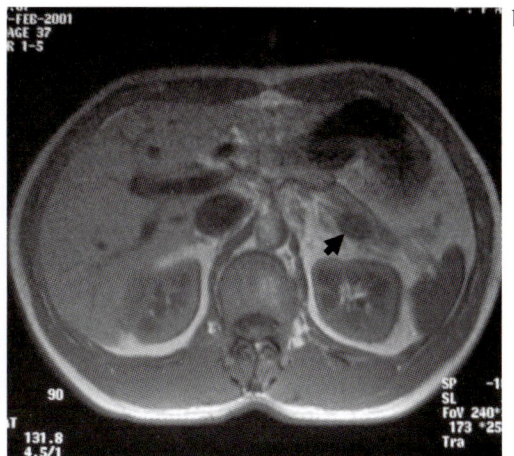

図1. 副脾症例(CT, MRI)
a:脾近傍に存在した副脾, b:膵内副脾例

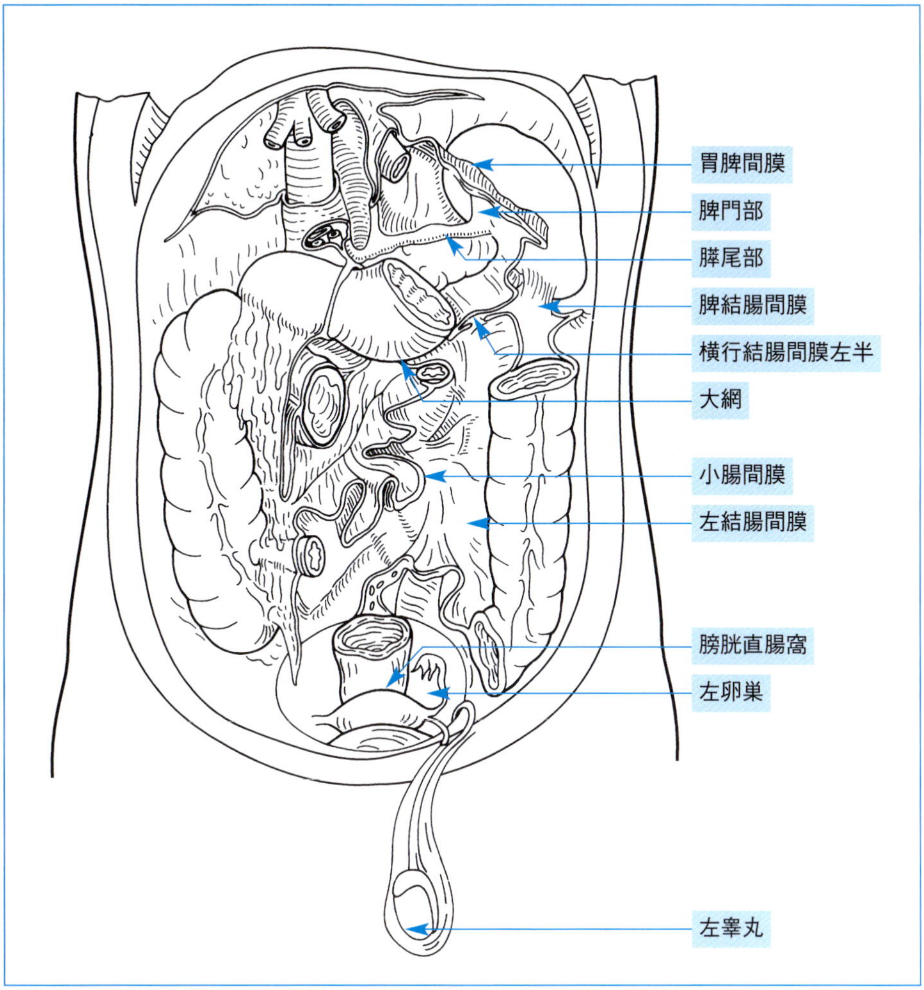

図2. 副脾の存在部位

（ラベル：胃脾間膜、脾門部、膵尾部、脾結腸間膜、横行結腸間膜左半、大網、小腸間膜、左結腸間膜、膀胱直腸窩、左卵巣、左睾丸）

3．腹腔鏡下脾臓摘出術の成績

　開腹脾臓摘出術は手術完遂率100％，死亡率1％以下，合併症発生率10〜20％と報告されている。ITPなどの脾腫のない症例1,358例の開腹脾臓摘出術のレビューでは創関連の合併症が3％，術後在院期間は7.5〜11日であった。血液悪性疾患による脾腫症例では死亡率0〜18％，合併症発生率は19〜56％とも報告されている。

　一方，腹腔鏡下脾臓摘出術は，ITPなど脾腫のない症例でも完遂率90％程度であり，開腹手術への変更を余儀なくされる症例は0〜20％と報告されている。コンバートの理由は術中出血がほとんどである。腹腔鏡下脾臓摘出術においても顕著な学習効果が報告されており，初期11例まではコンバート率が36％であるのに対し，それ以後の症例では0〜5％に低下するとの報告もある。報告されている平均手術時間は88〜261分であり，手術時間に影響する因子として，患者年齢，診断，手術手技，脾重量が多因子解析で特定されている。合併症発生率は8〜12％，手術死亡率は0.7％とも報告されている。合併症では術後出血が1％ともっとも多く，このうち73％の症例で再開腹が必要であった。13％の症例で輸血が必要となる。創関連の合併症は1.5％，膵炎，膵液瘻の発生は0.6％，横隔膜下膿瘍が0.5％と報告されている。全身合併症は7.4％と報告され，約半数（3.2％）は肺合併症である。

　合併症のない腹腔鏡下脾臓摘出術の術後在院期間は腹腔鏡下胆嚢摘出術と同等の1.8〜6日間であり，背景の血液疾患が許せばほとんどの患者は1週間で完全な活動状態に復帰可能である。これまでに開腹脾臓摘出術と腹腔鏡下脾臓摘出術を比較したRCTは行われておらず，症例選択にバイアスがかかっていることなどを考慮すると厳密な結論は導き出せないが，多くの後ろ向き症例検討で腹腔鏡下手術が食事再開，鎮痛薬使用頻度，術後在院期間などの点で開腹手術に比し優位と報告されている。

　長期経過観察症例はいまだ少ないが，ITPに対する腹腔鏡下脾臓摘出術の成績は開腹脾臓摘出術の成績と同等以上との報告が多い。腹腔鏡下脾臓摘出術はITPの85％で持続的効果を認める。

4．インフォームド・コンセント

　インフォームド・コンセントの際に考慮すべき項目を**表2**にあげた。

表2. インフォームド・コンセントの際に考慮すべき項目

1. 疾患の病態
2. 脾臓摘出術の目的と効果
3. 他の考えられる治療法
4. 手術法の概要（腹腔鏡下手術，開腹手術）
5. 手術合併症
    1) 一般的手術合併症
    2) 腹腔鏡下手術に特有の合併症
        気腹による障害（皮下気腫，肩の痛み）
    3) 本術式特有の合併症
        (1) 出血
        (2) 他臓器損傷（膵，結腸，副腎，胃，横隔膜）
6. 術後合併症
    1) 一般的術後合併症
    2) 本術式特有の術後合併症
        (1) 後出血
        (2) 膵液瘻，膵炎
        (3) 横隔膜下膿瘍
7. OPSI（overwhelming postsplenectomy infection）
8. 開腹手術と腹腔鏡下手術のメリット・デメリット
    1) 原疾患に対する治療効果
    2) 出血
    3) 手術時間
    4) 合併症の発生率
    5) 術後疼痛
    6) 腹腔内癒着
    7) 術後回復・社会復帰
    8) 美容性
    9) コスト
9. その他
    1) 開腹移行の可能性・判断基準
    2) 副脾の遺残
    3) splenosis
10. 手術成績
    1) 全国集計
    2) 施設の成績
    3) 術者の成績

5. 術前準備

　全身麻酔のリスク評価を行う。とくに腎機能，心肺機能に問題がある場合には，気腹の可否を麻酔科医と検討する。ITPなどでは，長期間にわたり大量のステロイドが投与されていることがある。手術を前提にしていれば，多くの場合，漸減が可能であり，10mg/day程度まで減量する。またステロイド投与例では耐糖能異常や胃十二指腸潰瘍などのチェックも必要となる。

　ITPでは，術前に血小板数補正が必要となる。血小板機能異常を伴わない場合には，血小板数2～3万/μlでも比較的安全に手術が行えるとも報告されているが，われわれは本術式の特殊性を勘案して，血小板数5万/μl以上をめどに，術前に血小板数の増多を図っている。多くの場合には大量免疫グロブリン療法が有効である。グロブリン投与で効果不十分な場合には，血小板濃厚液を準備し手術開始と同時に輸注する。

　術前プレパレーションとしては，気腹時の手術スペース確保，脾臓摘出時の腸管損傷に備え，下部消化管手術に準じた腸管前処置を行っておく。

6. 必要器具（表3）

1）患者固定具

　腹腔鏡下脾臓摘出術では左右に45°，頭尾方向に30°程度の手術台のローテーションを行う。このため通常の側臥位の患者固定具では，狭い身体部分に過剰な圧がかかり，術中褥瘡の原因となる。このためビーンバッグ（吸引による陰圧により硬化する患者固定具：マジックベッド）などを用意し，患者固定に用いる。

2）ビデオシステム

　腹腔鏡下脾臓摘出術は比較的単純な術式であるが，血管や膵尾部の同定，脾背側の剥離層の同定などが重要であり，利用可能な最高品質のビデオシステムを用いる。また気腹装置も出血した場合，視野を確保しながら吸引操作が可能となるよう，高流量のものを用意する。

　スコープはアングル機構を備える電子スコープまたは硬性鏡を用いる場合には，30°斜視鏡を原則的に用いる。0°スコープは脾背側などに死角ができるため，本術式には適当ではない。

3）鉗子類

　胃や大網を把持牽引する操作を行うため，jawが丸く把持面積の広いatraumatic鉗子を用いる。先端が鋭な鉗子は，脾や肝被膜損傷を起こす可能性があり危険である。

表3. 手術器具

1.	患者固定具：ビーンバッグ
2.	ビデオシステム：30°前方斜視鏡，アングル機構を備える電子スコープ
3.	気腹装置：高流量気腹器
4.	鉗子類：atraumatic鉗子類
5.	エネルギー源：超音波凝固切開装置，LigaSure®
6.	洗浄吸引装置
7.	トロッカー：12mm×2本，5mm×2本
8.	自動縫合器：エンドカッターETS 35®，45 Flex® ENDO GIA® Universalロティキュレーターカートリッジ
9.	脾臓回収袋：エンドキャッチⅡ®，Sturdy Bag®（Cook社）
10.	リトラクター：スネークリトラクター
11.	ガーゼ：ラパーゼT®
12.	開腹手術器械

4）エネルギー源

大網や胃脾間膜，脾結腸間膜切離には，超音波凝固切開装置〔LCS®（エチコン），SonoSurg®（オリンパス），Auto Sonix®（タイコヘルスケア）〕またはLigaSure®（タイコヘルスケア）などのラジオ波を用いたベッセルシーリングシステムを準備する。脾門部を自動縫合器で切離する術式では，クリップアプライヤーは必要ない。

5）洗浄吸引装置

出血時に出血点を確認し良好な視野を確保するために，加圧式の洗浄器や吸引装置を準備する。

6）トロッカー

通常の腹腔鏡下脾臓摘出術では12mm×2本（1本はカメラポート，もう1本は鉗子ならびに自動縫合器挿入のため）と5mm×2本を用いる。腹壁からの出血を避けるためブレードの付いていない製品が望ましい。

7）自動縫合器

脾門部血管を自動縫合器で処理する術式では，自動縫合器を準備する。脾門部を正確に切離するため，関節構造を備える自動縫合器がよい〔エンドカッターETS35®，45 Flex®（エチコン），ENDO GIA® Universalロティキュレーターカートリッジ（タイコヘルスケア）〕。ステイプル長は35mmまたは45mmのものを用いる。これより長いものは脾門部の狭いスペースで取り回しが悪く使いにくい。またカートリッジのコンプレッションはホワイトが基本であり，血管を剝離確認してから自動縫合器をかける場合にはグレーとする。

8）脾臓回収袋

脾臓を回収する際に組織を破砕するため，破れにくい標本回収袋を用意する。エンドキャッチⅡ®（タイコヘルスケア）を用いる施設が多いが，われわれはCook社の標本回収バッグ（Sturdy Bag®，八光商事取り扱い）を用いている。

9）リトラクター

脾被膜を損傷することなく圧排するためにスネークリトラクターを準備する。脾の圧排は，通常の鉗子やチェリーダイセクター®の鉗子軸を用いることも可能である。数社から供給されているブローンが扇状に広がるタイプ（3または5プローン）の圧排鉗子は，脾被膜損傷をきたしやすいので注意が必要である。

10）ガーゼ

　出血部の圧迫や良好な視野の確保のために，ポートを通じ腹腔内に挿入可能なガーゼを用意しておく。われわれはラパーゼT®（カワモト産業）を用いている。

11）開腹手術器械

　開腹移行が必要となる理由は多くの場合，出血であり，短時間で出血性ショックとなる可能性がある。このため，開腹手術用具はすぐに開けられるよう手元に準備しておく。

II.

手術の実際

Ⅱ．手術の実際

1．手術のポイントとなる基本解剖

　脾臓は後胃間膜に発生する器官で，左上腹部に位置する。成人では長径約10cm，幅約7cm，厚さ3〜4cmであり，重量は平均150g（80〜300g）である。脾臓は胃大彎，膵尾部，左腎，結腸脾彎曲部と接している。脾は横隔脾ヒダ，脾結腸間膜，脾腎ヒダ，胃脾間膜により支持されている（図3）。横隔脾ヒダ，脾結腸間膜は通常血管に乏しい。脾腎ヒダは左腎前面から起こる2葉からなる間膜で，2葉間に脾動静脈，膵尾部が存在する。この2葉が脾の前右方に広がったものが胃脾間膜である。

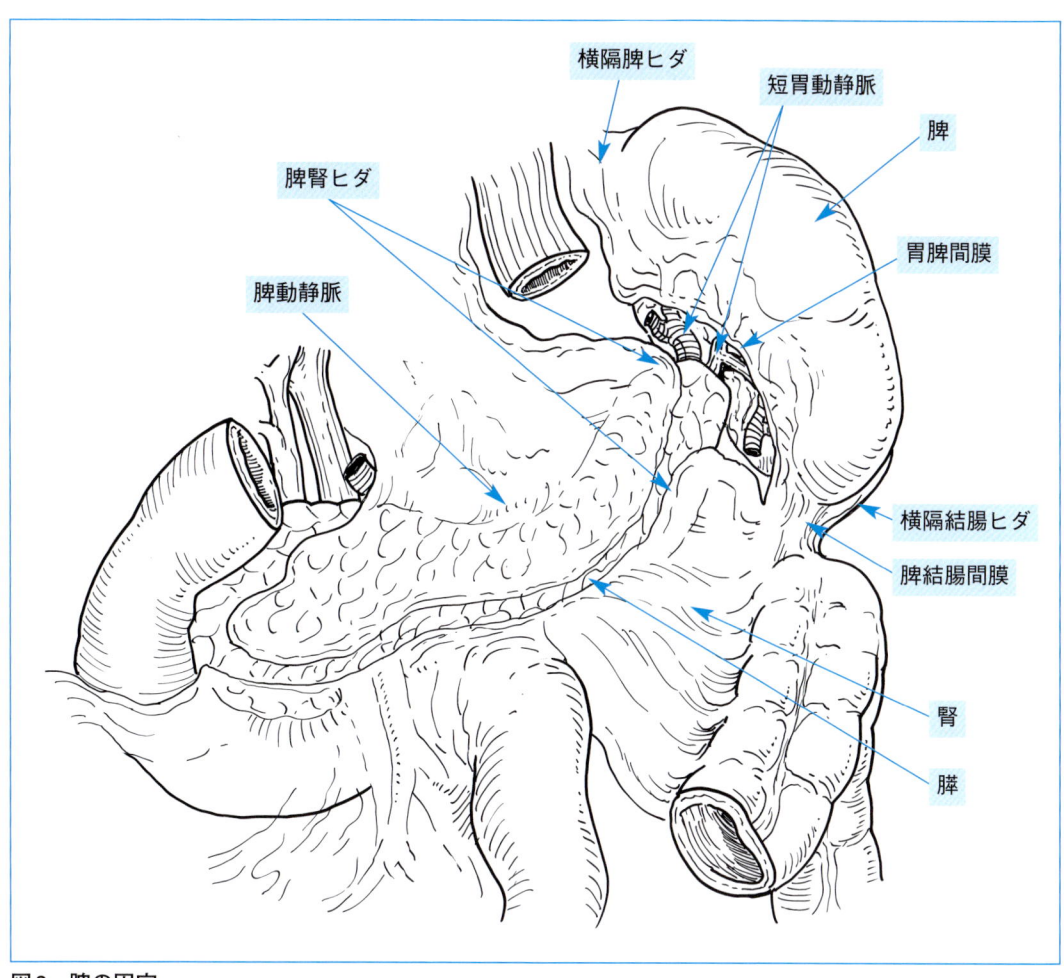

図3. 脾の固定
脾は横隔脾ヒダ，脾結腸間膜，脾腎ヒダ，胃脾間膜により支持されている

1）脾門部の構造

　脾門部における脈管と膵尾部の位置関係を示す。脾動脈は膵後面から脾腎ヒダ内を通り，分枝を繰り返して脾実質内に流入する。この間，後胃動脈，短胃動脈を分枝，これらは胃脾間膜を通り胃大彎へ向かう。膵尾部は脾門より1 cm以内に存在するものが73％，脾門に接触するものが30％と報告されている[17]。脾動静脈の流入出部は脾の臓側面中央で長軸方向に幅の狭い領域に存在しており，自動縫合器による血管一括切離の理論的根拠となっている（図4a，b）。

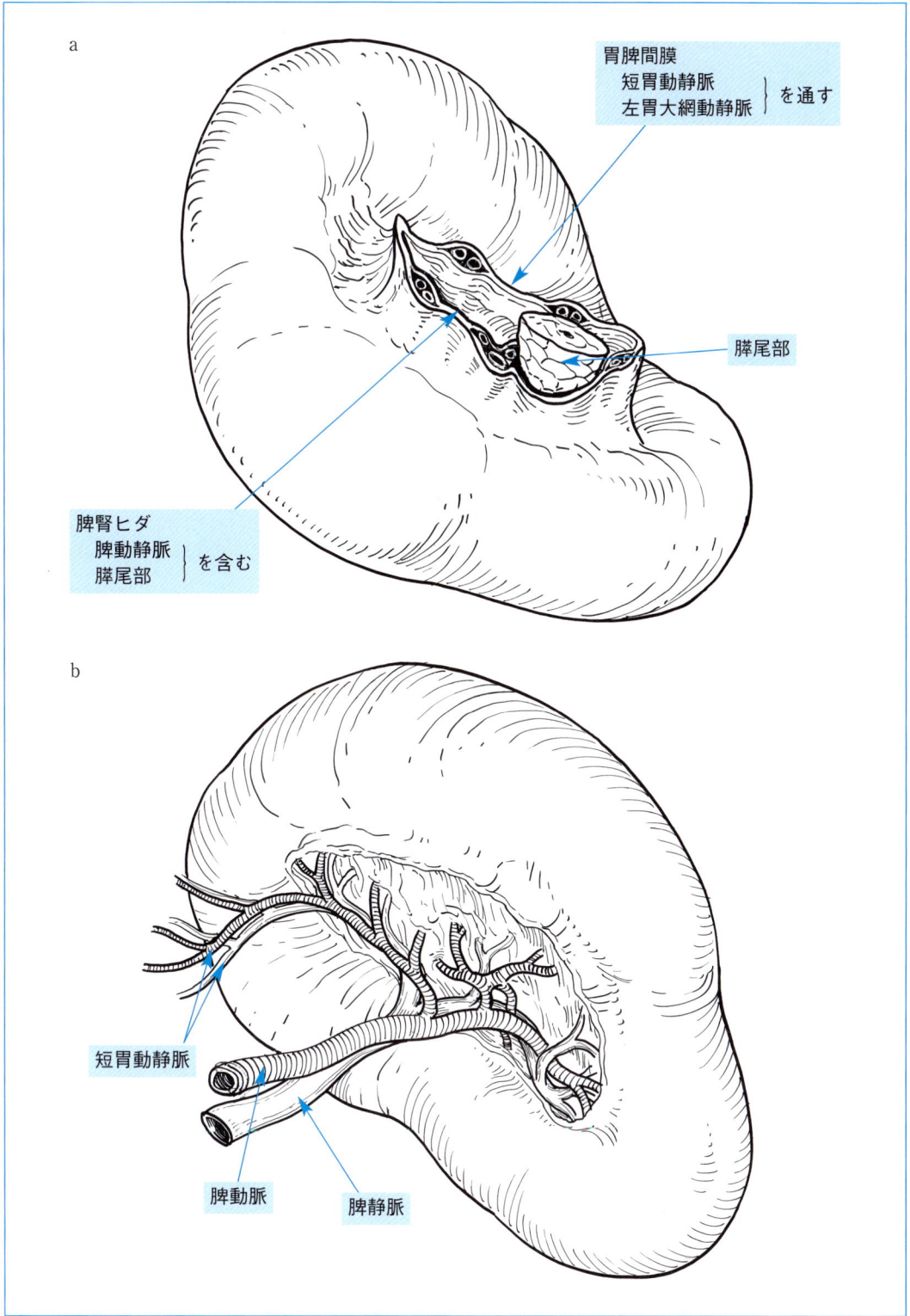

図4. 脾門部の構造
脾動脈は膵後面から脾腎ヒダ内を通り，分枝を繰り返して脾実質内に流入する．この間，左胃動脈，短胃動脈を分枝，これらは胃脾間膜を通り胃大彎へ向かう（a）．脾動静脈の流入出部は脾の臓側面中央で長軸方向に幅の狭い領域に存在している（b）

2．体位・アプローチ

体位はanterior approachでは右半側臥位，lateral approachでは右側臥位とし，術者は患者の腹側に立つ。屈曲可能な手術台や枕などを用い，左側腹部を伸展させることにより，ポート留置部位の自由度が増す（**図5a**）。術中は頭側高位骨盤低位とする。カメラ助手は術者の右方（尾側），第一助手は患者背側に立つ（**図5b**）。

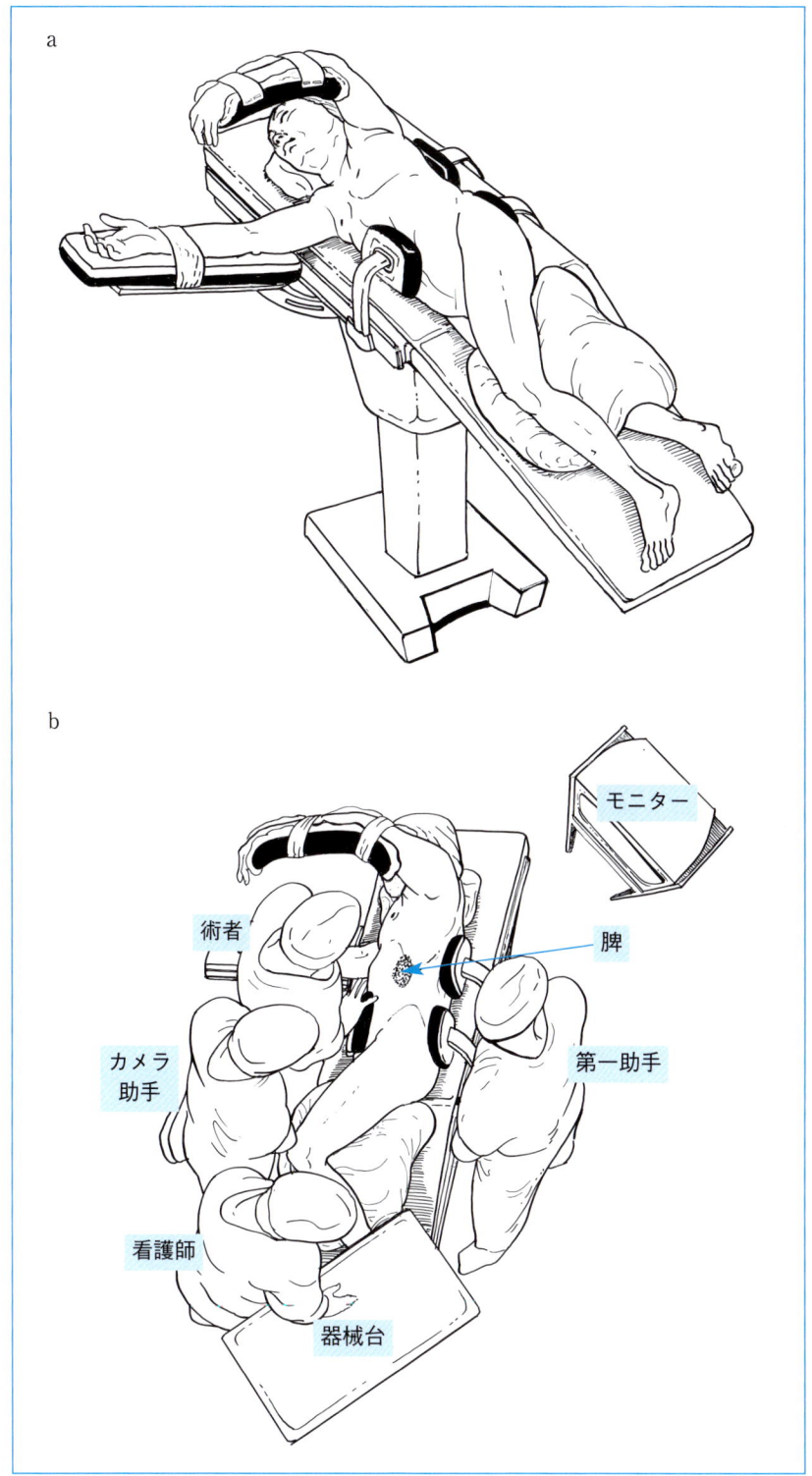

図 5. 腹腔鏡下脾臓摘出術のセットアップ
a：手術台は屈曲可能なものを用い，左側腹部を伸展させる
b：体位は anterior approach では右半側臥位，lateral approach では右側臥位とし術者は患者の腹側に立つ

カメラポートは胆囊摘出などの併施が必要な症例では臍部に置く。この臍部ポートからの観察では脾背部や脾上極の観察が困難な場合がある。この際には，より左側にポートを追加留置するか，カメラポートを左方にスイッチし良好な術野を得るようにする。lateral approachでは当初より，臍の高さで左傍腹直筋鞘にカメラポートを挿入留置する。脾腫のある場合には，脾下極の観察のために，カメラポート留置部位をより尾側に置く必要があるが，尾側のポートからは脾上極の観察が困難であり，頭側に追加ポートの留置が必要となる。

　次いで12mm径ポートを左腸骨稜上端より2 cm頭側に，5 mmポートを心窩部と左肋弓下鎖骨中線上にそれぞれ留置する（**図6a**）。lateral approachでは心窩部のトロッカーを入れずに3ポートで手術施行可能な症例もある（**図6b**）。脾腫症例などでは，左肋弓下にポートを追加する（**図6c**）。

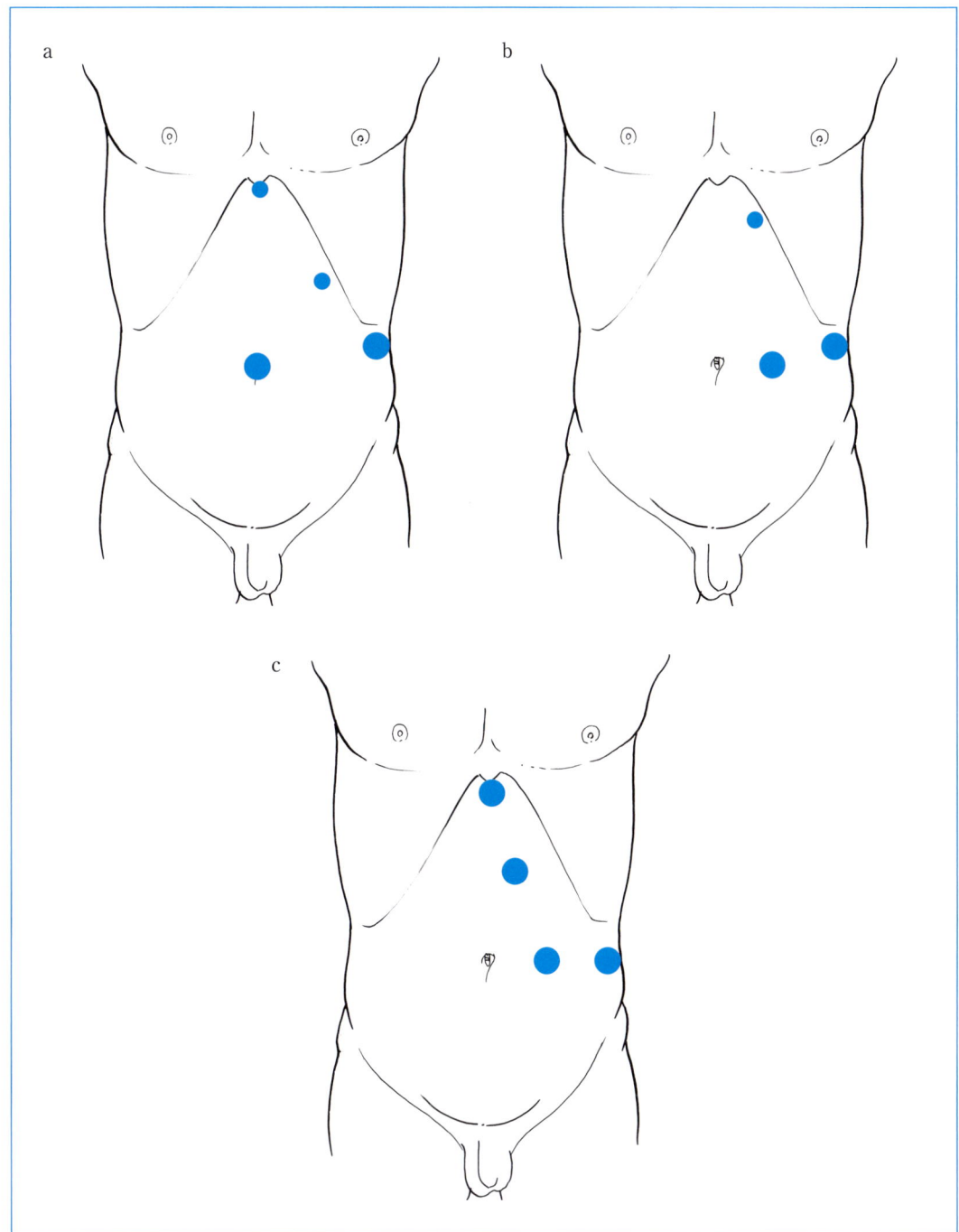

図6. ポート留置位置
a：anterior approachや胆嚢摘出など併施手術が予定される症例では，カメラポートは臍上（12mm），術者ポートは12mm径トロッカーを左腸骨稜上端より2cm頭側，5mm径ポートを心窩部に留置する．助手ポートは5mmポートを左肋弓下鎖骨中線上に留置する
b：lateral approachではカメラポートを臍高左傍腹直筋鞘に置く．術者ポートはaと同様に留置するが，左肋弓下鎖骨中線上のポートを省略し3ポートで脾臓摘出術が可能な症例もある
c：脾腫を認める際には，左腸骨稜上端のポートを脾下極より尾側に留置する必要がある．また他のポートも脾より右方または下方に留置する必要がある．状況に応じてカメラポートをスイッチするために，すべてのポートを10mm（左腸骨稜ポートは12mm）とする

3．腹腔鏡下脾臓摘出術の基本戦略 (図7)

　腹腔鏡下手術では，開腹手術にもまして，術野の良好な展開，カウンタートラクションの付与が重要である．腹腔鏡下脾臓摘出術では，開腹手術と異なり，脾下極すなわち脾結腸間膜の切離から始め，胃脾間膜，脾背側腹膜の切離へと頭側に手術を進めていくのが特徴的である．脾結腸間膜や胃脾間膜の切離ではカウンタートラクション付与のために重力を最大限利用する．すなわち脾結腸間膜切離の際には，脾下極を前方に挙上し大網や結腸の重みで切離部に緊張を与える．脾下極の挙上を行わずに，大網の把持・牽引のみにより術野展開を行おうとすると，大網より思わぬ出血をきたすので注意が必要である．胃脾間膜の切離では，右側臥位となるよう手術台をローテーションし，胃の重みを利用する．胃の重みだけでは術野展開が不十分な際には，網嚢内に鉗子を進め胃大彎を頭側右方へ牽引する．この操作により胃脾間膜に適度の緊張を与えられ，膵前面と胃脾間膜の間にスペースができ安全に手術が進められる．胃脾間膜の頭側部の切離では，胃大彎を鉗子で把持し，これを腹側右方かつ尾側へ牽引する．この操作により，胃脾間膜頭側部が良好に視認されるようになる．また胃脾間膜前面よりの観察が困難な場合には，さらに胃大彎を腹側に挙上することにより，胃脾間膜を背側から観察できるようになる．脾背側腹膜の切離に際しては，脾の重量を利用する．すなわち，脾背側に鉗子を進め，鉗子軸で脾全体を右腹側に軽く圧排することにより，脾が右側へ落ち込むようになり脾背側腹膜が良好に視認できるようになる．脾背側の処理を先行することにより脾門部上縁の解剖が明らかとなる．脾門部より頭側で術野が十分に展開できない場合には，横隔脾ヒダの切離を先行させると，脾の可動域が大きくなり良好な術野展開が得られる．脾門部の処理はこれらの操作により，膵尾部と脾門の位置が確認されてから行う．

　横隔脾ヒダの処理は脾門部の切離後に行うことを勧める論調もある．これは脾を完全に授動すると，標本バッグに回収することが難しくなるために考案された方法である．しかしながら，回収バッグは視野展開の妨げともなり，また2本の鉗子を用いた脾の取り回しは慣れれば困難ではないため，われわれは横隔脾ヒダ切離後に脾門部を処理している．ステップに沿って術式の要領を述べる．

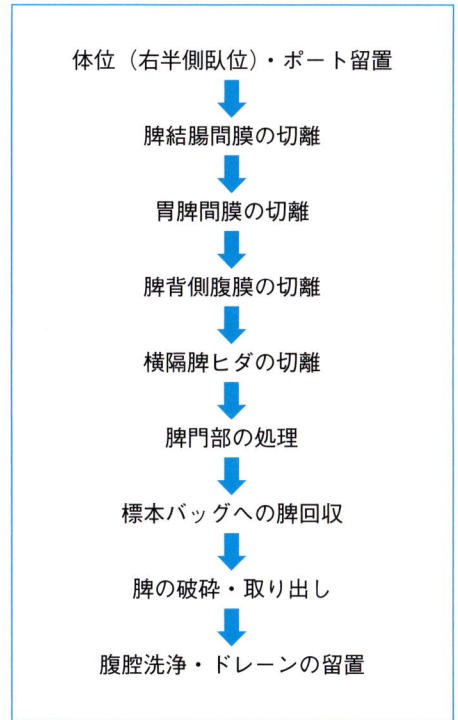

図7. 腹腔鏡下脾臓摘出術の流れ

1）脾結腸間膜の切離

　脾の尾側で脾結腸間膜を超音波凝固切開装置やLigaSure®を用いて切離する（**図8a**）。脾結腸間膜切離では脾下極を前方に挙上することにより術野を展開する。脾挙上にはスネークリトラクター（**図8b**）または鉗子軸（**図8c**）を用いる。脾下極の挙上を行わずに，大網の把持・牽引のみにより術野展開を行おうとすると，大網より思わぬ出血をきたすので注意が必要である。脾結腸間膜切離の際には腸管損傷を避けるために，結腸脾彎曲部を確認する必要がある。脾彎曲部が脾下極に接して存在し，脾下極との位置関係が不明な場合や，結腸が脾背側に存在する場合がある。結腸脾彎曲部が確認できない場合には，下行結腸口側のlateral attachmentを切離する。下行結腸を内側に授動することにより，脾彎曲部，Gerota筋膜が明らかとなる。左側より脾結腸間膜を切離していくと，脾下極と結腸脾彎曲部の位置関係を確認しながら手術を進められるようになる。

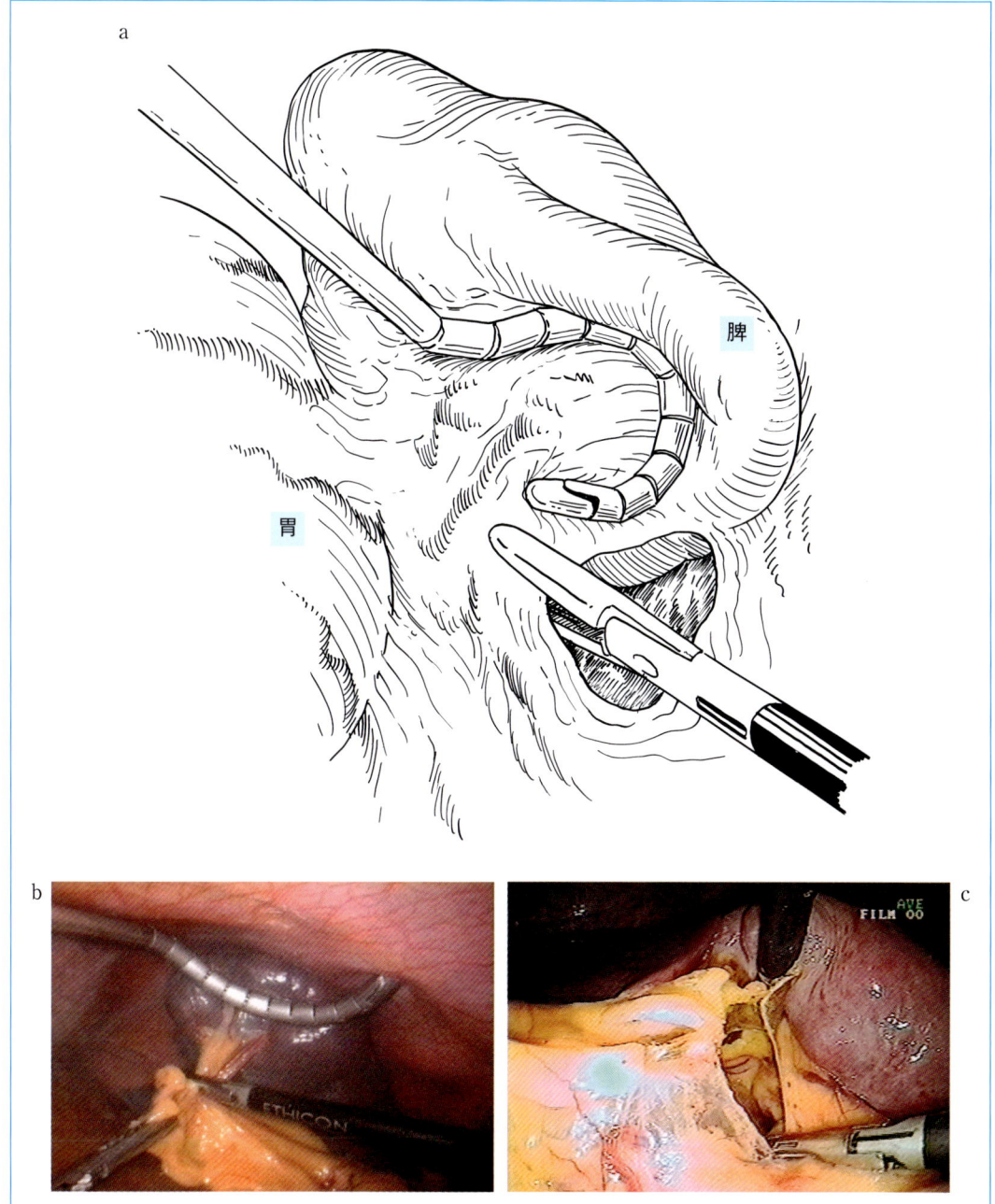

図8. 脾結腸間膜の切離
脾の尾側で脾結腸間膜を超音波凝固切開装置やLigaSure®を用いて切離する（a）。術野展開のために脾下極を前方に挙上する。術野展開にはスネークリトラクター（b）または鉗子軸（把持鉗子やチェリーダイセクター®）（c）を用いる

2）胃脾間膜の切離

　脾結腸間膜の切離に続いて，胃脾間膜を尾側から頭側に向かい超音波凝固切開装置やLigaSure®を用いて切離していく（**図9a，b**）。胃脾間膜を切離する場合は，手術台を右上にローテーションさせ，体位を右半側臥位とする。これにより，脾は左上腹部に落ち込み，胃脾間膜の展開が容易になる。

Ⅱ．手術の実際　27

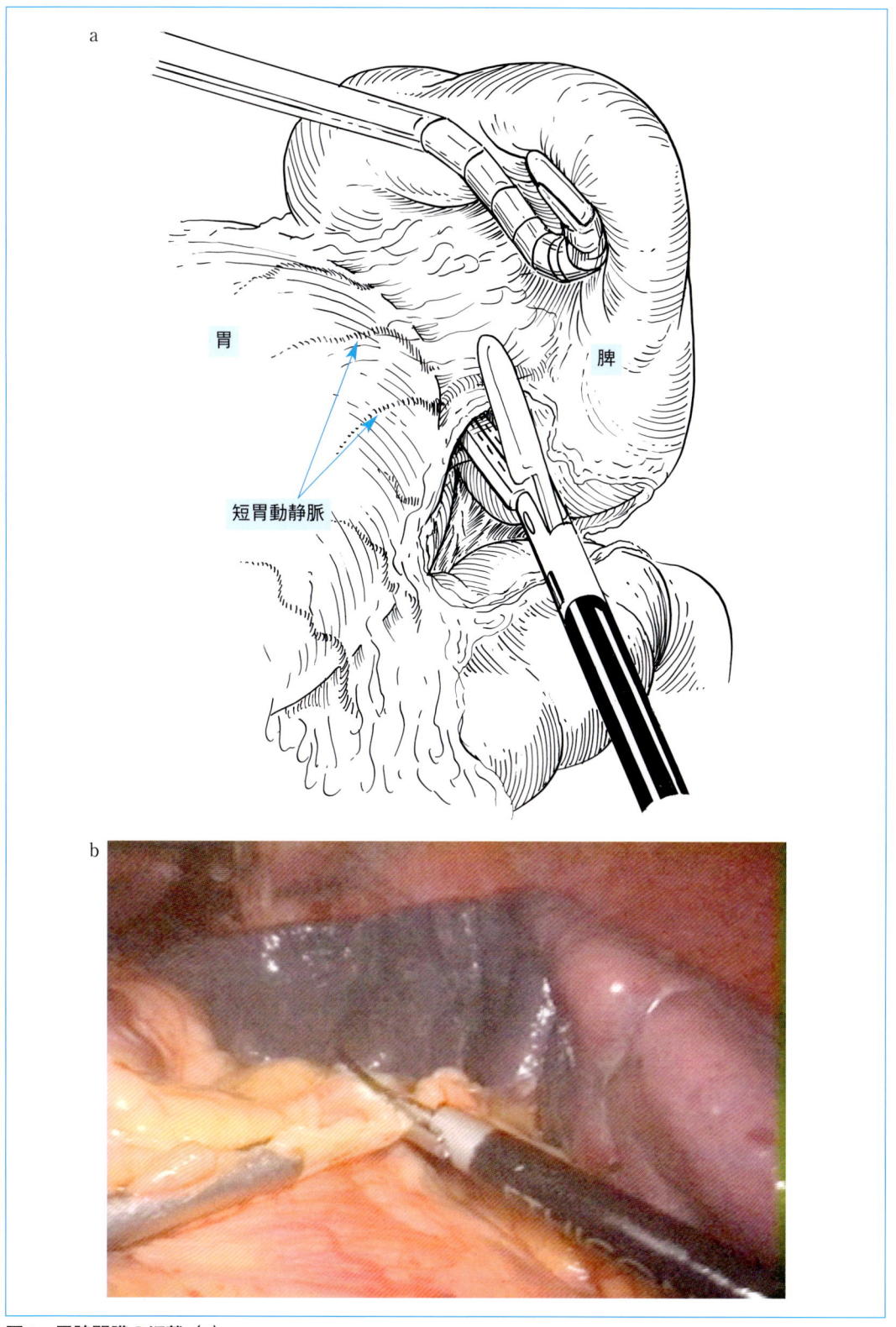

図9. 胃脾間膜の切離（1）
胃脾間膜を超音波凝固切開装置やLigaSure®を用いて切離していく．術野展開には脾を脾門部腹側で鉗子軸を用い左側に圧排するか（a），胃大彎または近傍の胃脾間膜を把持し，これを右方に牽引する（b）

胃脾間膜は尾側で広く，頭側に向かって狭くなる三角形となっている．脾上極近傍では，血管や脾被膜の損傷ばかりでなく，胃大彎の損傷にも留意する（**図10**）．

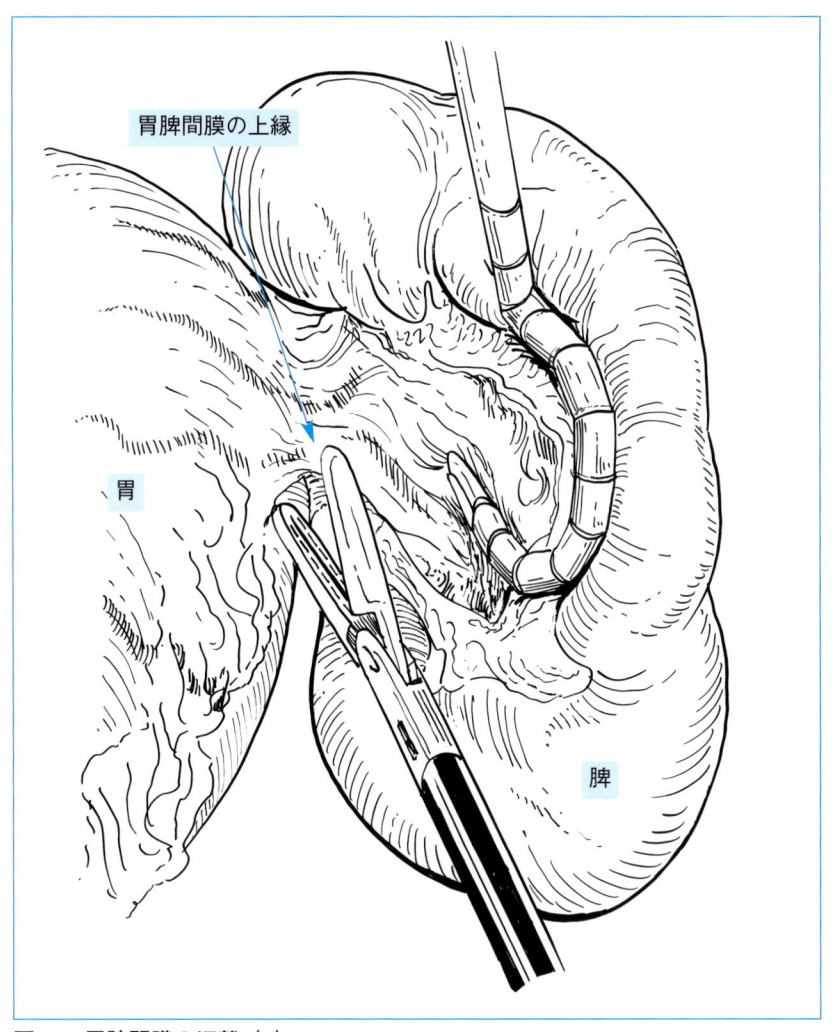

図10. 胃脾間膜の切離（2）
胃脾間膜は尾側で広く，頭側に向かって狭くなる三角形となっている。脾上極近傍では，血管や脾被膜の損傷ばかりでなく，胃大彎の損傷にも留意する

胃脾間膜腹側からの術野展開が困難な場合には，胃を把持する鉗子を前方に挙上することにより胃脾間膜が背側より観察できる（**図11**）。胃脾間膜が完全に切離されると，胃大彎が内側に脱転可能となり，His角部後方の食道裂孔左脚を覆う壁側腹膜や横隔脾ヒダが観察できるようになる（**図12**）。lateral approachでは胃脾間膜の切離に先行して脾背側の剥離を行い，脾腎ヒダと胃脾間膜の血管を一括して自動吻合器で切離する術式も行われている。

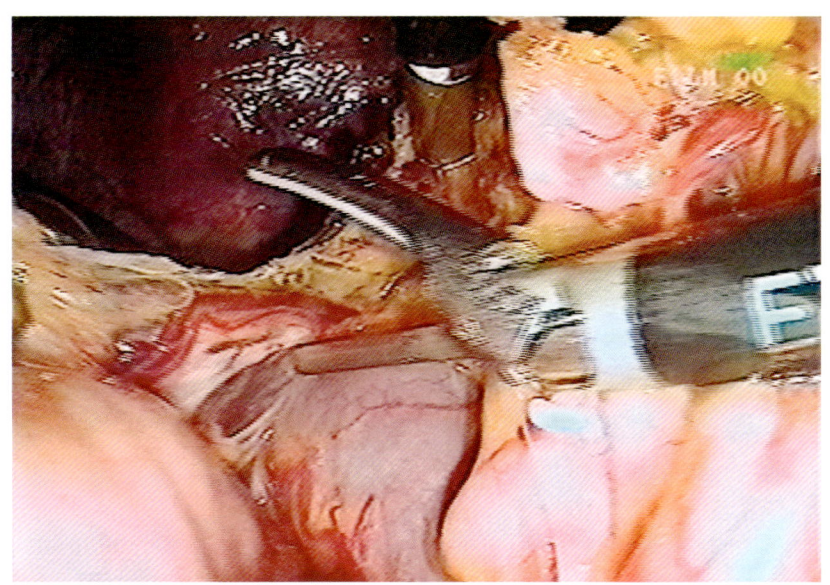

図11. 胃脾間膜の切離（3）
胃を把持する鉗子を前方に挙上することにより胃脾間膜が背側より観察できる

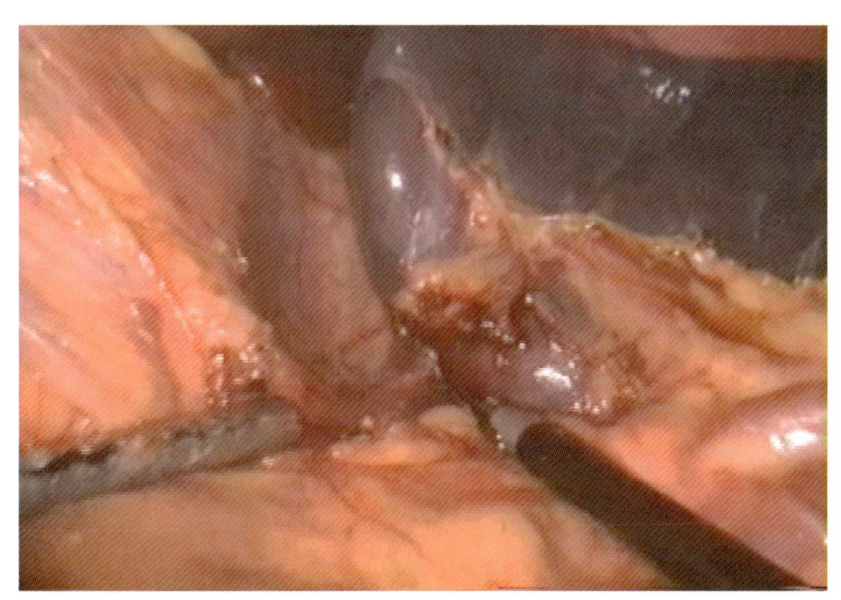

図12. 胃脾間膜切離終了
胃脾間膜が完全に切離されると，胃大彎が内側に脱転可能となり，His角部後方の食道裂孔左脚を覆う壁側腹膜や横隔脾ヒダが観察できるようになる

3）脾背側腹膜の切離・脾腎ヒダの剝離

　脾背側の腹膜，脾腎ヒダを頭側に向かい切離を進める。脾門背側に鉗子を進め，膵尾部，脾を前方にひっくり返すように押すことにより，脾背側が良好に展開される（**図13a, b**）。脾背側の操作は腹膜と後腹膜の疎な結合織に行うので高周波メスを使用する。

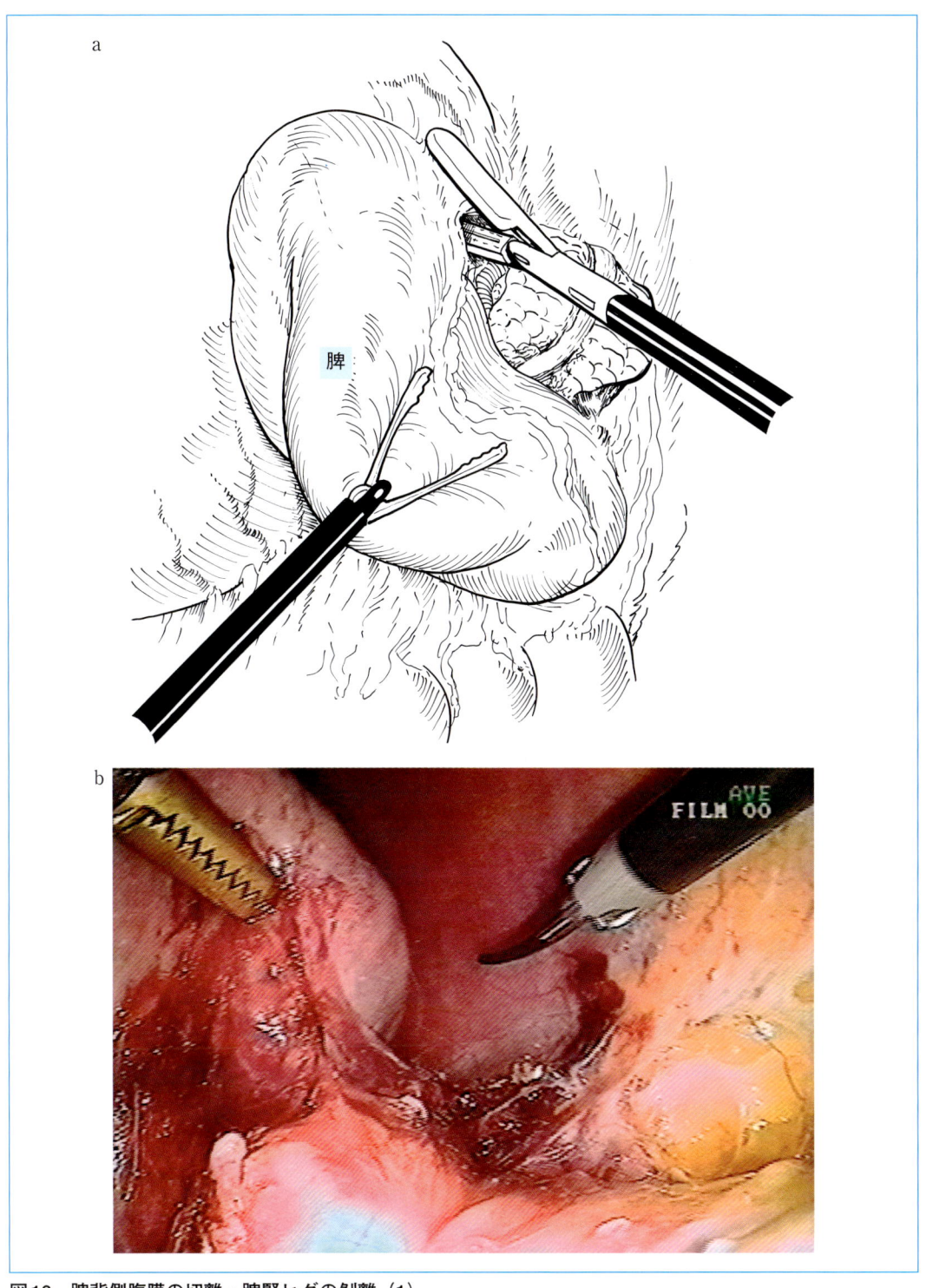

図13. 脾背側腹膜の切離・脾腎ヒダの剝離（1）
脾背側腹膜，脾腎ヒダを頭側に向かい切離を進める．脾背側で脾・膵尾部を内方へ押すことにより脾背側腹膜が展開できる

さらに脾背側で脾・膵尾部を内方へ脱転していくと，脾腎ヒダの疎な結合織や頭側の脾背側腹膜が展開されてくる。術野展開の際に鉗子先端のみに力がかからないよう，鉗子軸で押す意識が肝要である（図14）。さらに脾腎ヒダの疎な結合織を脾門へ向かい剝離していくと，膵尾部や脾動静脈が背側から観察される（図15）。脾門背側からの剝離が十分に行われると脾は脾茎ならびに横隔脾ヒダのみにより固定されている状態となる。ここで横隔脾ヒダを切離するが，横隔脾ヒダの固定を残し，脾門を処理するテクニックも報告されている（hanged spleen technique）。脾背側腹膜の切離・脾腎ヒダの剝離の際の最大のコツは，効率的な重力の利用である。脾結腸間膜の切離が終わった後，右側臥位となるように手術台をローテーションすると，脾の左側後方に脾重量によりカウンタートラクションがかかり，また術野展開も良好となる。腹膜を切開し膵後面を剝離すると，脾は膵尾部とともに内側に脱転していく。剝離層は，腎Gerota被膜前面で血管の走行はない。この操作の際に出血を認めた場合，腎被膜か脾腎ヒダへの進入を意味し，剝離層の再確認が必要である。脾腫や体型などのために脾後外側の視野が不十分な場合には，脾を内側前方に圧排する必要が生じる。この際，脾被膜損傷を起こさないよう十分な配慮が必要である。先に述べたようにこの展開には，左手鉗子の軽い脾圧排で十分なことが多い。圧排鉤を用いる場合には，助手がこれを操作することとなるが，鉤に一部に外力がかからないよう広い面積で脾と接するように配慮し，また術野展開に最小限必要な圧排にとどめる。

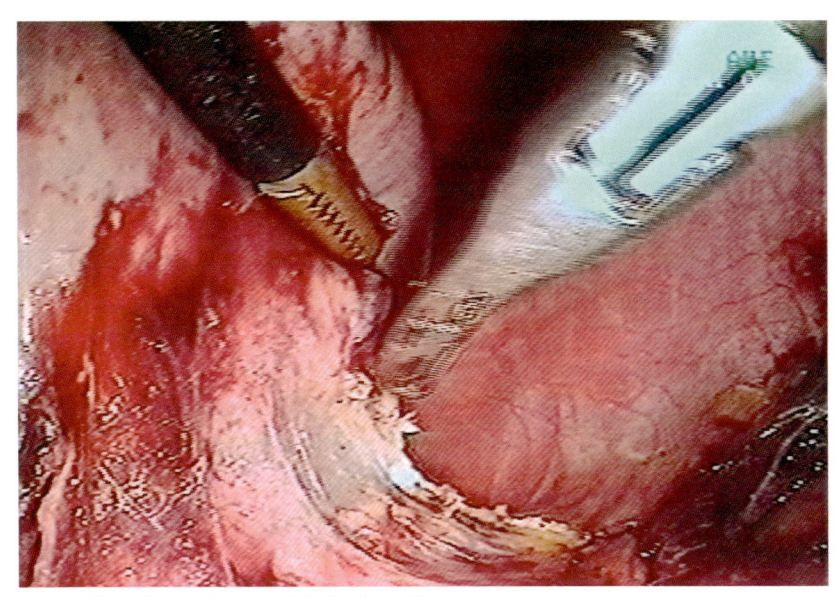

図14. 脾背側腹膜の切離・脾腎ヒダの剝離（2）
さらに脾・膵尾部を内方へ脱転していくと，脾腎ヒダの疎な結合織や頭側の脾背側腹膜が展開されてくる．術野展開の際に鉗子先端のみに力がかからないよう，鉗子軸で押す意識が肝要である

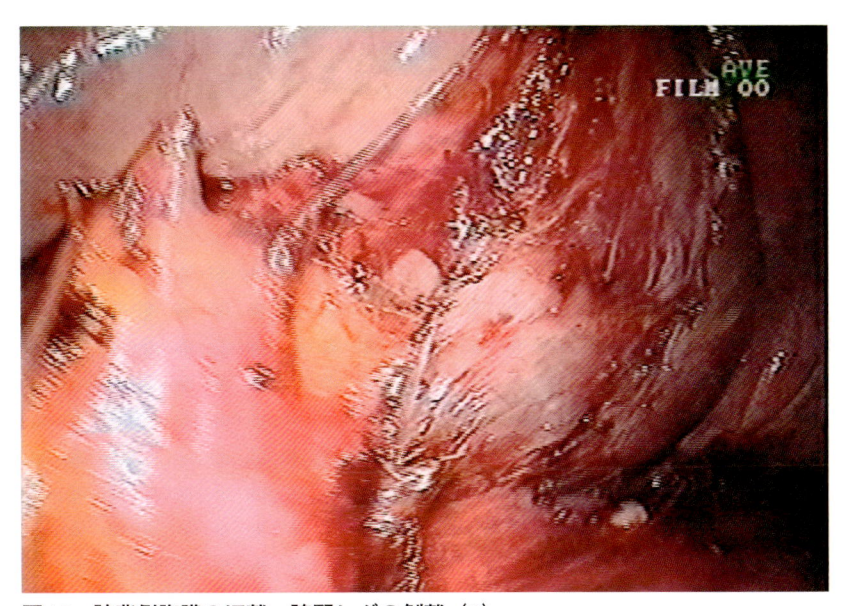

図15. 脾背側腹膜の切離・脾腎ヒダの剝離（3）
脾腎ヒダの疎な結合織の剝離を進めていくと，脾門背側から膵尾部や脾動静脈が観察される

4）脾門部の処理

脾門部が露出されたら，膵尾部を同定しこれを脾門部から剥離する。脾門部の展開では，鉗子軸を用い脾全体を腹側に挙上すると，後腹膜に固定された膵から，脾茎が立ち上がるようになる（**図16**）。

脾門部では脾動静脈はすでに分枝していることが多く，これを1本ずつ切離していく（**図17**）。脾動脈本幹にはクリップに加えエンドループを用いている。

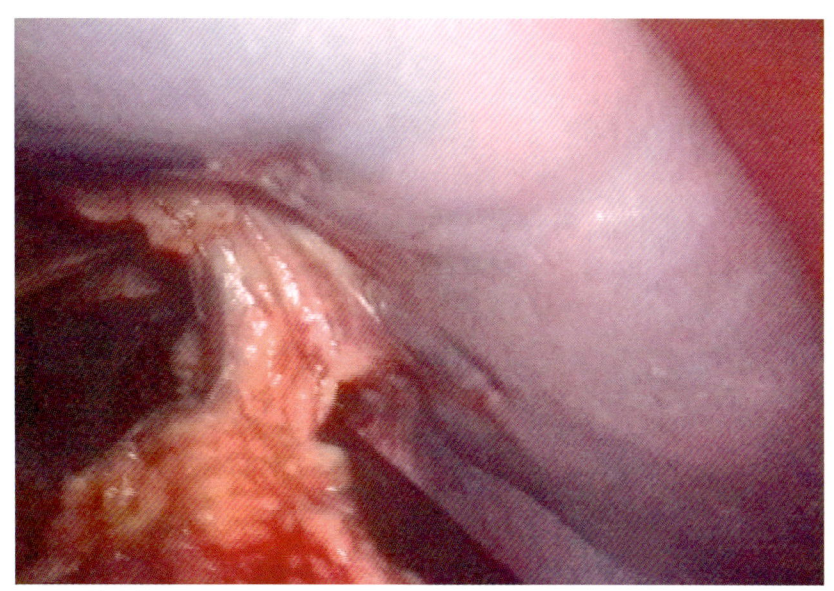

図16. 脾門部の展開
脾門部が露出されたら，膵尾部を同定しこれを脾門部から剥離する。脾門部の展開では，鉗子軸を用い脾全体を腹側に挙上すると，後腹膜に固定された膵から，脾茎が立ち上がるようになる

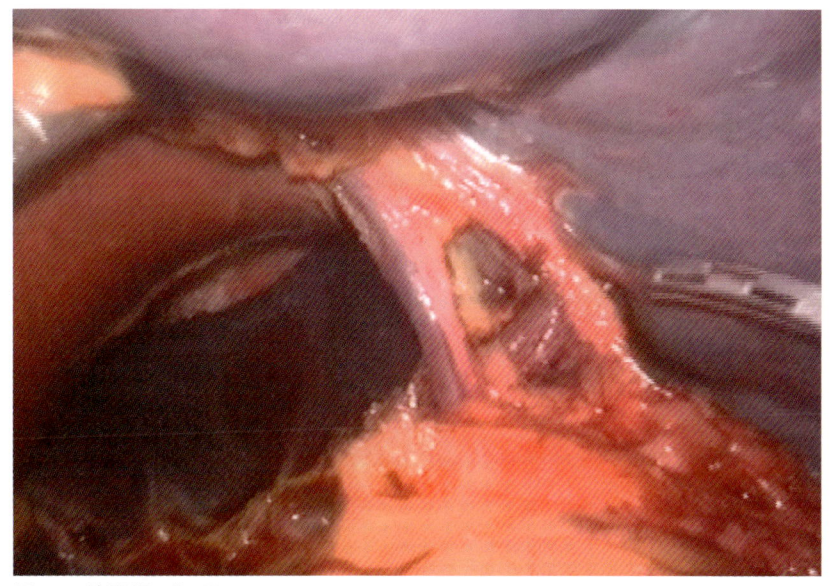

図17. 脾門部の処理
膵尾部を同定しこれを脾門部から剥離する。脾門部では脾動脈はすでに分枝していることが多く，これを1本ずつ切離していく

分枝した脾動脈は脾茎部で脾腎ヒダを扇状に広がっている。脾門で自動縫合器（ENDO GIA® 30-2.0，ENDO GIA II® 45-2.0，タイコヘルスケア）を用いて脾茎を一括処理する術式が広く行われるようになってきている（**図18**）。自動縫合器を用いる場合には術後膵液瘻の報告もあり，とくに膵尾部と脾門の位置関係の確認が重要である。脾茎切離の際には，手術台の右側を上げ，右半側臥位とするほうが術野の展開が良好なことがある。また右側臥位のまま脾茎を切離する際にも，自動縫合器のjawや助手の鉗子で脾を可及的に前方へ持ち上げるようにし，膵損傷を避けるようにする（**図19**）。

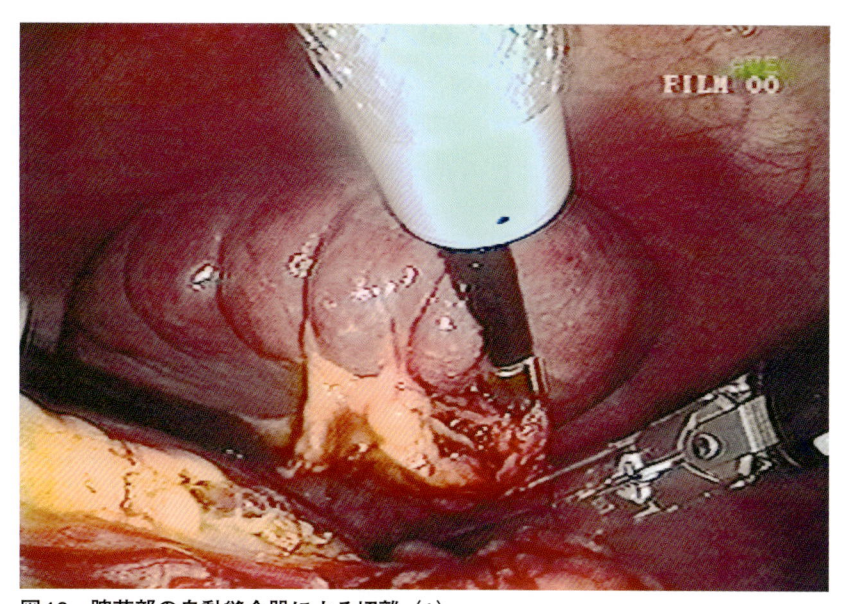

図18. 脾茎部の自動縫合器による切離（1）
脾門で自動縫合器（ENDO GIA® 30-2.0, ENDO GIA Ⅱ® 45-2.0, タイコヘルスケア）を用いて脾茎を一括処理することも可能である。この際，右半側臥位にすると良好な視野が得られる

図19. 脾茎部の自動縫合器による切離（2）
自動縫合器による脾茎部切離の際には，自動縫合器のjawや助手の鉗子で脾を可及的に前方へ持ち上げるようにし，膵損傷を避ける

lateral approachでは，脾背側の剥離を先行させ，胃脾間膜を脾腎ヒダの血管と一括して処理することもある．脾背側の剥離により膵尾部と脾門の関係が明らかとなり，脾を腹側に挙上することにより脾腎ヒダと胃脾間膜が薄いカーテン状に吊り上げられる症例では，この胃脾間膜の切離を行わず後の脾門部の血管切離に用いる自動縫合器を用い，脾動静脈と短胃動静脈は一括切離する（図20）．自動縫合器で脾門部を切離する際には，自動縫合器の誤動作を常に念頭におく必要がある．このため脾門部を一括把持できるような，jawの長い止血鉗子と開腹セットは常備しておく必要がある．

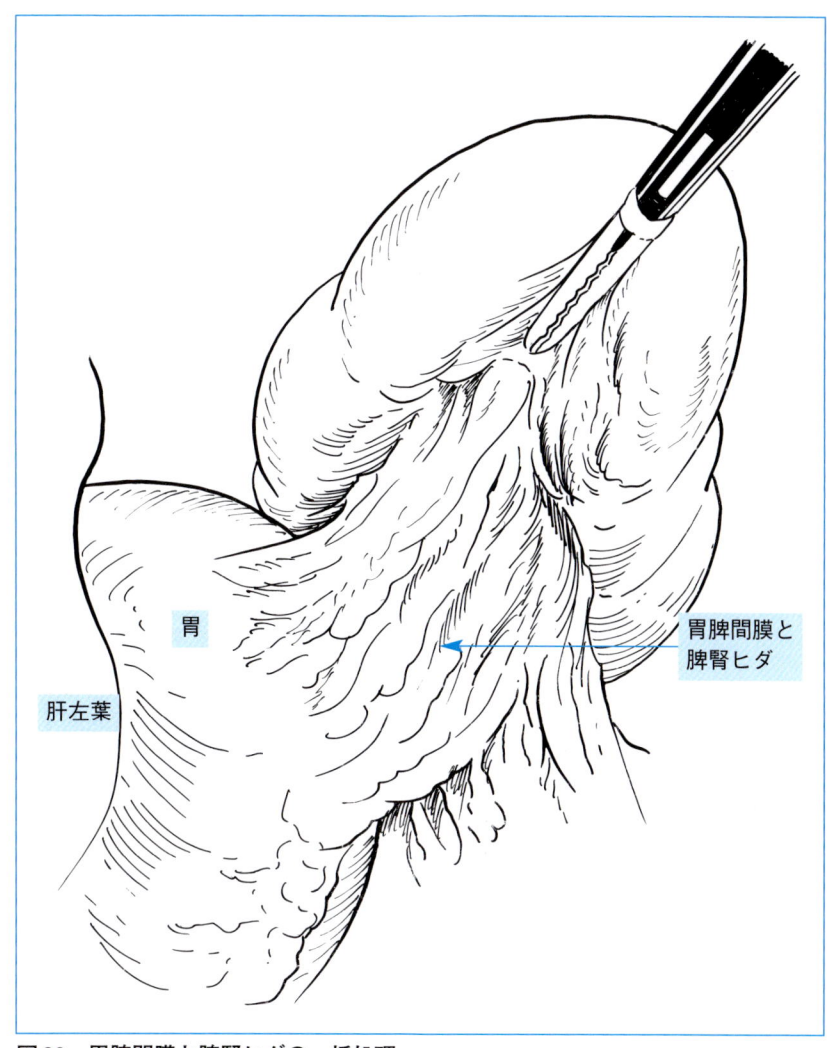

図20. 胃脾間膜と脾腎ヒダの一括処理
脾背側の剥離を先行させ,脾を腹側に挙上すると,脾腎ヒダと胃脾間膜が薄いカーテン状に吊り上げられる。これを自動縫合器を用いて切離すると,脾動静脈と短胃動静脈は一括切離される

5) 標本バッグへの脾回収

　脾腎ヒダの切離が終了すると，血行が遮断された脾が，横隔脾ヒダの固定のみにより吊り下がった状態になる．横隔脾ヒダでつながっている状態で標本回収バッグを腹腔内に入れ，脾下極を収容口に入れた後に，体位を急峻な頭高位としてから横隔脾ヒダを切離し，重力を利用しバッグに標本を収容するテクニックが有用である（hanged spleen technique，図21）．脾を遊離した場合には，2本の鉗子で脾を誘導すると容易にバッグに回収できる（図22）．

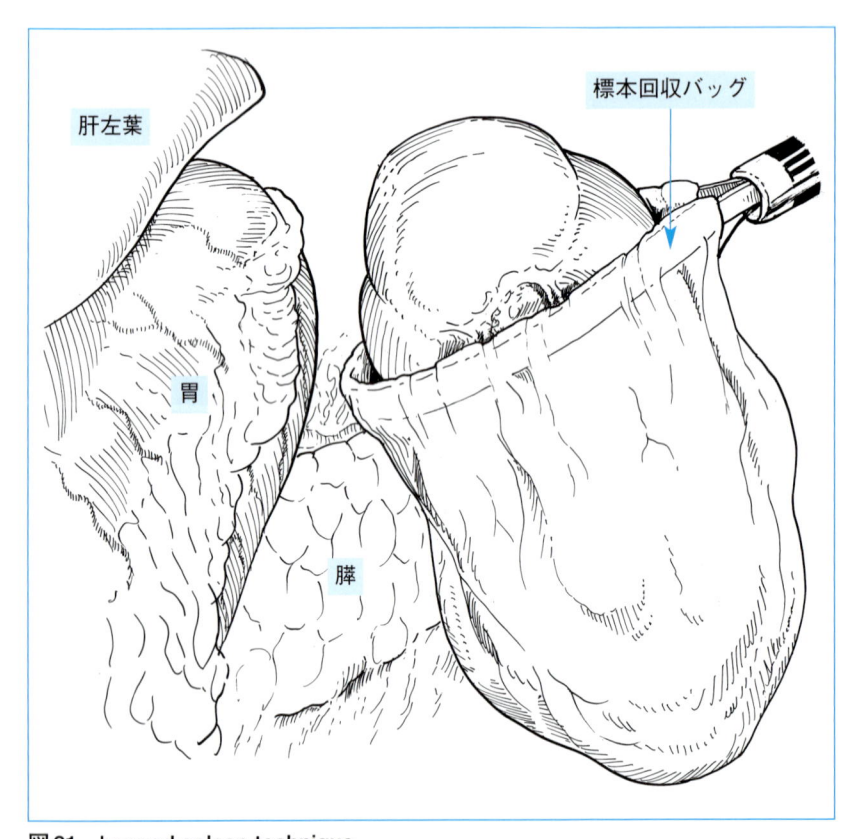

図21. hanged spleen technique
横隔脾ヒダでつながっている状態で標本回収バッグを腹腔内に入れ，脾下極を収容口に入れた後に，体位を急峻な頭高位としてから横隔脾ヒダを切離し，重力を利用しバッグに標本を収容する

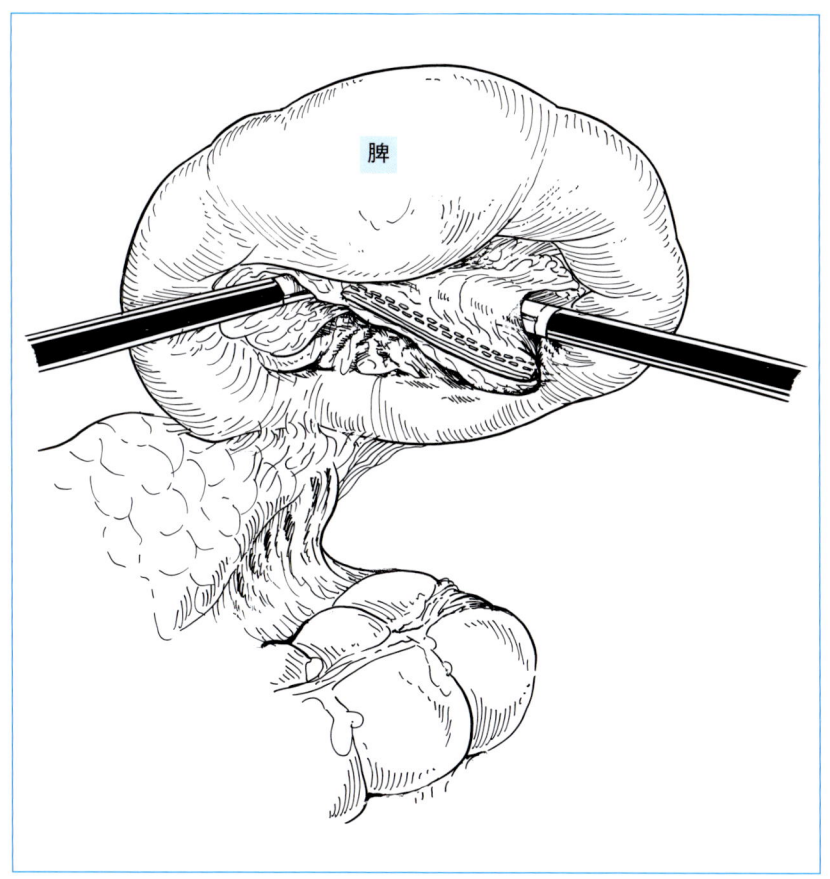

図22. 脾の取り回し
鉗子2本で脾全体を持ち上げるようにすると，取り回しが容易である

臍テープなどを脾中央に回し，テープ両端を鉗子で把持し脾を取り回すテクニックも有用である（**図23**）。この場合にも，体位変換などにより重力を利用することを考慮し，バッグに脾を回収する（**図24**）。標本バッグは，腹腔内で収容口が確実に開くこと，また取り出す際の脾組織破砕操作によっても回収バッグが破損しない丈夫なものであることが必要である。このような要求を満たす製品としてエンドキャッチⅡ®（タイコヘルスケア），Sturdy Bag®（Cook社，八光商事取り扱い）などがあげられる。

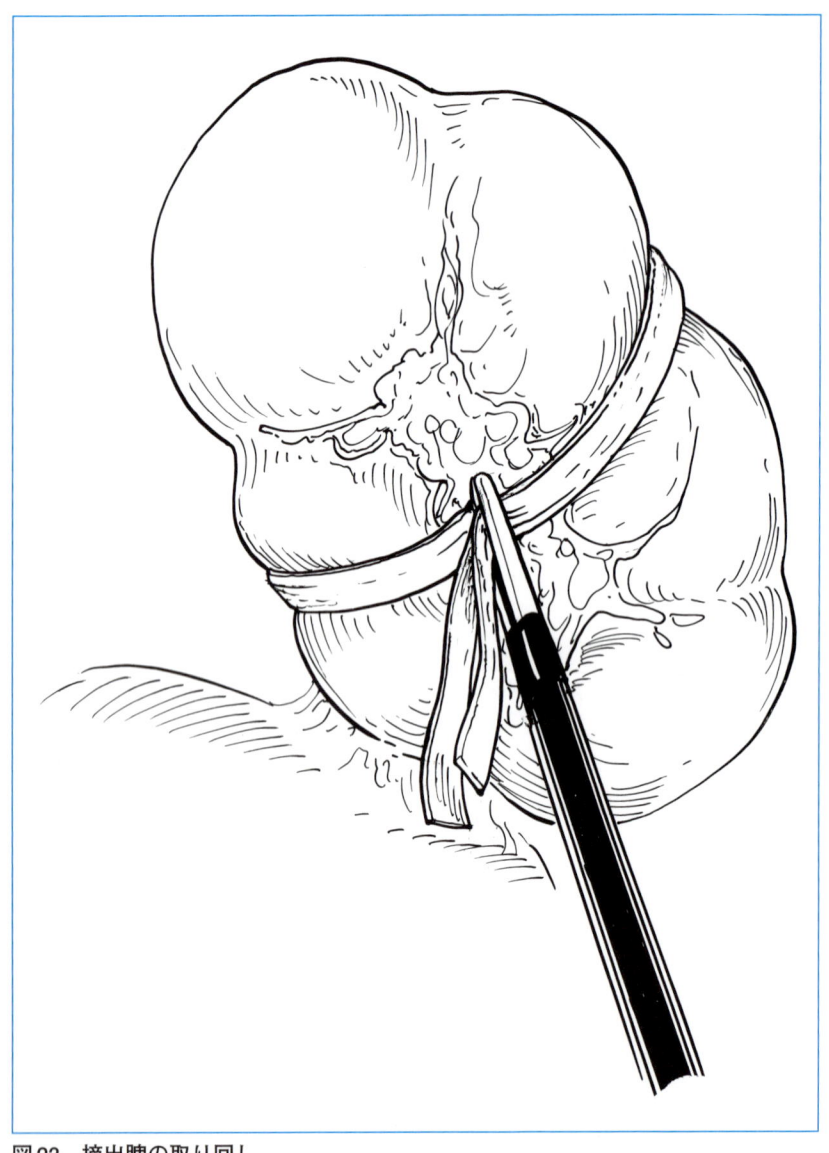

図23. 摘出脾の取り回し
脾を取り回す必要がある場合には，脾周囲に臍テープなどを回し，テープ両端を鉗子で把持し脾の取り回しによる脾被膜損傷を避ける

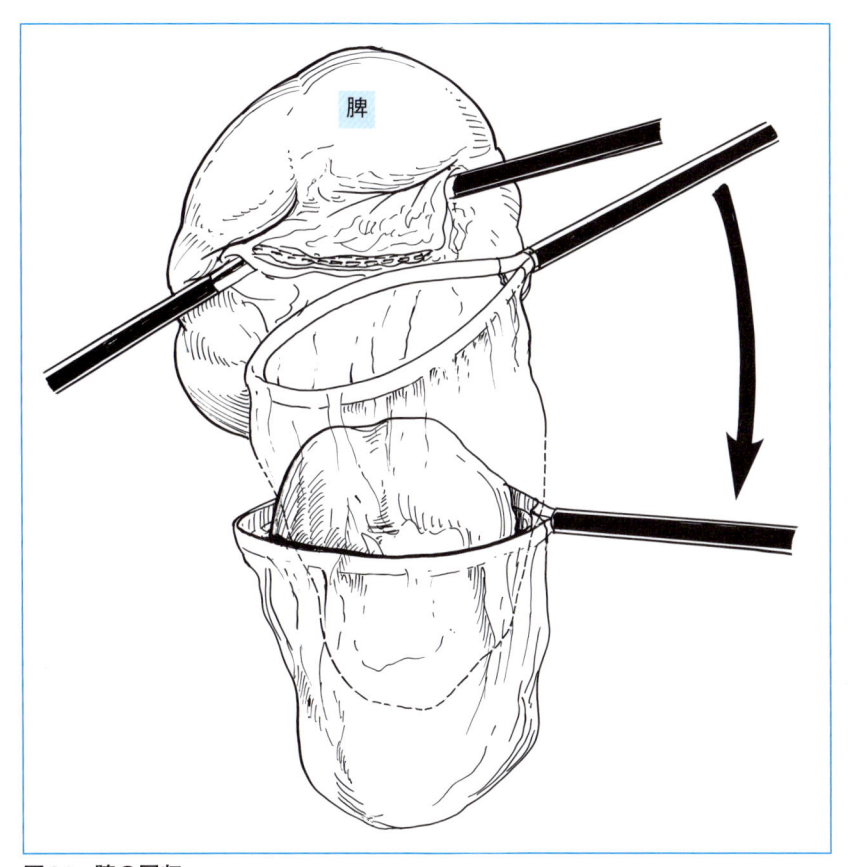

図24. 脾の回収
脾被膜損傷をきたさないよう留意し，摘出脾を標本バッグに回収する

6) 脾の破砕・取り出し

　組織学的構築が不必要なITPなどの血液疾患では，摘出した脾は細切し体外に取り出すことにより，摘出創を小さくすることができる。バッグの収容口を左側腹のポート創より体外に引き出す。これにより脾の一部がバッグの中に観察される。ペアン鉗子を用い，脾実質を破砕することにより少量ずつ体外に取り出していく（**図25**）。脾被膜を破り，臓器内の血液が吸引できると，脾実質はスポンジ状の組織であり，比較的容易に脾全体を細切し体外に出すことができる。脾細切のための機器も利用可能である（Electromechanical Morcellator®, Karl Storz社）。

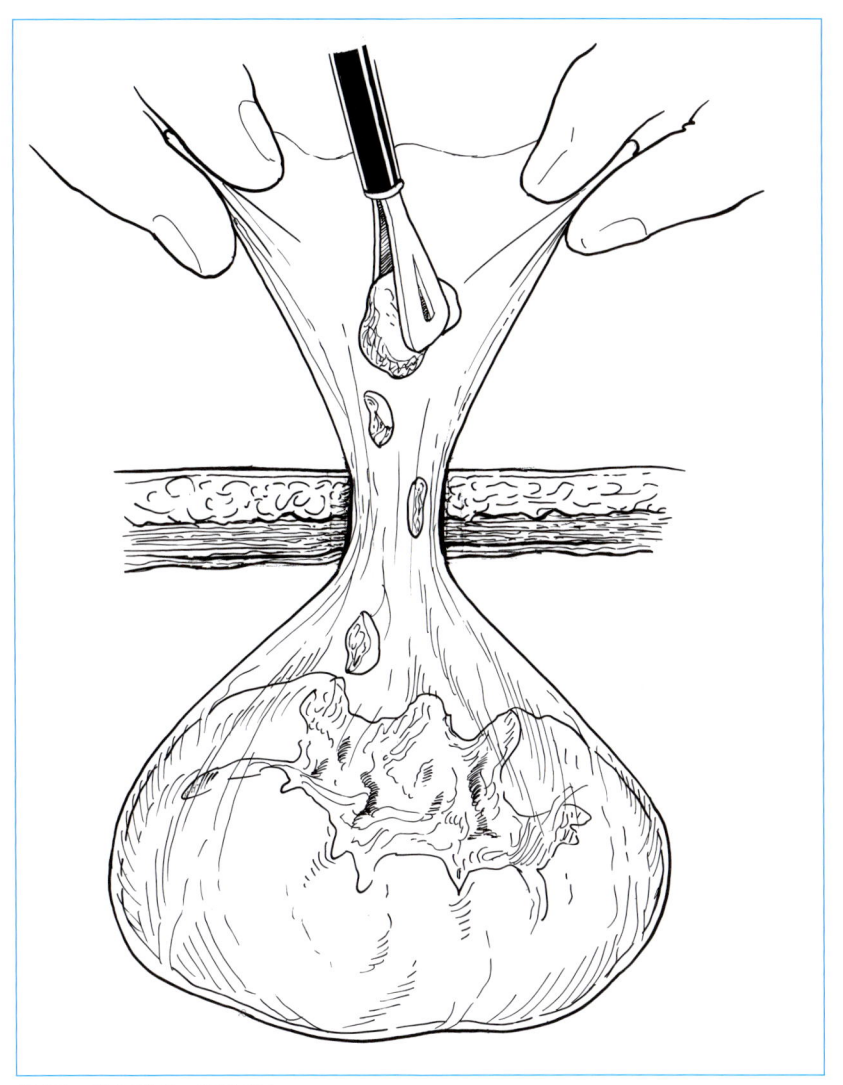

図25. 脾の破砕・取り出し
標本回収バッグの収容口を体外に引き出し,バッグ内で脾を細切し体外に取り出す

7）腹腔洗浄・ドレーンの留置

脾が取り出されたら，左横隔膜下にペンローズドレーンなどのインフォメーションドレーンを留置し，ポート創を層々に閉鎖し手術を終了する。

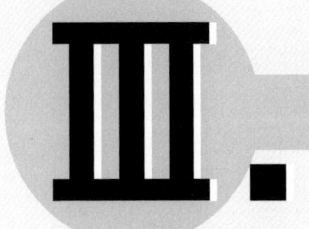

Ⅲ.
トラブルシューティング

Ⅲ．トラブルシューティング

　腹腔鏡下手術は，視野，操作性，処置空間などに制限があるため，トラブル発生時の対処に際して開腹手術より難渋することが多い．とくに脾臓摘出術は，脾臓という血流豊富な実質臓器が対象のため，出血などのトラブルに遭遇する可能性が高く，その際には，開腹移行も含め，トラブル対処法を常に念頭において手術を進める必要がある．脾腫のない症例における腹腔鏡下脾臓摘出術は，手術手技に習熟した術者にとっては，安全で，出血もほとんどない術式である．しかし，術者が脾の解剖，手技の詳細，偶発症やその対策などを熟知していない場合は，時に重篤な結果を招く．とくに巨脾症例では手技もいっそう難しく，また，側副血行路の発達や出血傾向を伴うため，経験と慎重な操作が要求される．

　腹腔鏡下においてもトラブルを避ける方法は，原則的には開腹手術と同様，まず視野の確保である．周知のことながら，腹腔鏡下手術では各種器具の操作性の制限により，視野確保には特有のコツがある（「Ⅱ．手術の実際」参照）．腹腔鏡はフレキシブルタイプが望ましく，また，体位変換により劇的に術野展開が異なる術式の一つであるため，切離部位により体位を変換して良好な視野を得るようにする．良好な視野確保は，トラブル発生の予防にもなり，また，万が一トラブルが発生した場合にも的確な処置の場を提供できることを心得ておくべきである．

　術中に生じ得る偶発症を**表4**に掲げる．

　日本内視鏡外科学会の2003年までの集計によると（**表5**），偶発症・合併症は腹腔鏡下脾臓摘出総数2,055例中142例（6.9％）に発生している．そのうち開腹を要したものは92例で，多くは術中出血によるものであり91例である．他臓器損傷（9例）など，その他の術中合併症はまれである．

表4. 腹腔鏡下脾臓摘出時の偶発症

出血
　トロッカー挿入時（腹壁，大小血管）
　脾被膜損傷
　大網内血管損傷
　短胃動静脈損傷
　脾動静脈損傷

他臓器損傷
　横隔膜
　消化管
　肝
　膵
　大血管
　副腎，腎など

表5. 腹腔鏡下脾臓摘出術の偶発症・合併症
（日本内視鏡外科学会，内視鏡外科手術に関するアンケート調査
——第7回集計結果　総数2,055例——）

		〜2001	2002	2003	計
出血（開腹止血を要した例）		68	10	13	91
他臓器損傷		4	1	4	9
術後合併症	膵炎，膵液瘻	7	1	2	10
	腹腔内膿瘍	4	0	1	5
	呼吸器合併症	4	0	0	4
	創感染	2	0	1	3
その他		10	2	8	20
計		99	14	29	142
開腹移行ないし術後開腹例		76	5	11	92

1. 出 血

　開腹に移行する術中偶発症のほとんどは出血による。

　予防が大切であり，個々の症例を画像診断にて，とくに脈管の走行に注意して術前に把握しておくとともに（造影CTのみで十分である，**図26**），血液学的にも出血傾向を補正しておく必要がある。巨脾の場合，術前脾動脈塞栓術が有効であるが，施行後に疼痛を伴うため，われわれは直前に手術室で全身麻酔下に施行し，そのまま脾臓摘出術を施行している。

　止血の原則としては，少量の湧出性出血（oozing）に対してはガーゼの圧迫をまず試みる。多くはこれで止血し得るが，無効な場合はアルゴンビームコアギュレーター（以下，ABC）が有効である。ABCは比較的多いoozingに対しても効果がある。比較的多量のoozingにはシート状の生物学的組織接着剤（タココンブ®）を試みる場合もあるが，腹腔鏡下には片手補助下（hand assisted laparoscopic surgery；HALS）を除き，貼付が難しい。ゼラチン製剤（スポンゼル®）などをあて，ガーゼでその上から圧迫する方法もある。

　静脈性出血は出血部位を確認した後，鉗子で把持しながら電気メスで凝固するか，クリップ，超音波凝固切開装置（LCS），あるいは血管シーリングシステム（LigaSure®）などを用いる。この際，止血操作により副損傷が生じないことを十分確かめて操作を開始する。

　動脈性出血でもクリップ，LCS，あるいはLigaSure®などを用いるが，体腔内結紮（エンドループ®を含む）が必要なこともある。動脈性出血のほうが噴出性のため，出血点がわかりやすく，鉗子による把持は容易で，より止血しやすいため，あわてず，確実に把持するよう努める。

　術後出血予防には，フィブリン糊の散布なども行われる。

　以上の操作はHALS下に行えばより容易になる。したがって操作の困難性が高いと予想される場合，とくに巨脾の場合は最初からHALSを選択したほうがよい。

　以下，部位別にトラブルの対処法を述べる。

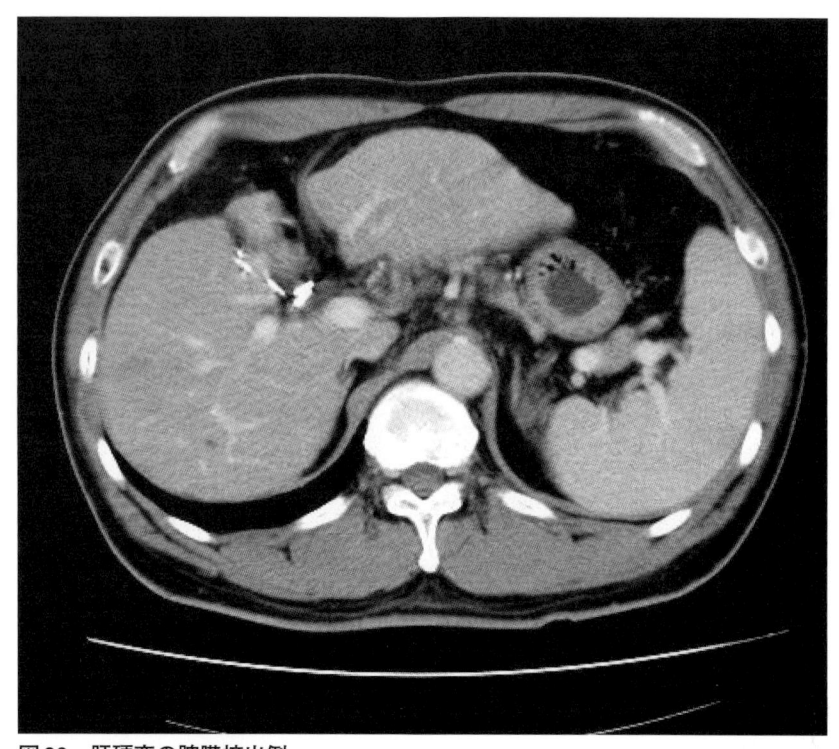

図26. 肝硬変の脾臓摘出例
　肝細胞癌合併肝硬変例。脾は腫大し静脈は怒張している。切離予定部位での太い静脈と動脈の分岐形態を術前に把握しておくと，手術の際に参考になる。この例では腹腔鏡下脾臓摘出後，肝細胞癌に対し，やはり腹腔鏡下にRFAを施行した

1）穿刺創からの出血

　脾臓摘出術に特有な出血ではないが，血液疾患の患者が多いこと，摘出時のパウチを挿入する際，比較的太いトロッカーを必要とすることなどから，他の手術より頻度は高いものと思われる。

　穿刺時の場合はよほど多量でない限り，そのままトロッカーを挿入して圧迫していると，手術終了時には自然に止まることが多い。手術終了時にもまだ出血がみられる場合は，電気メス，または創の閉鎖を兼ねた縫合で止血し得る。この際，腹腔内臓器の損傷に十分注意が必要である。動脈性の出血では，創を開大しての結紮が必要なこともある。

2）被膜出血

　脾の被膜は非常に脆弱であり，脾被膜出血は本手術の最初の段階，すなわち脾結腸間膜の切開過程で牽引が強すぎて起こることが多い。その他，癒着剥離や，先端の鋭利な器械を用いた脾の不適当な圧排，その他の器械による損傷などがある（**図27**）。小範囲の場合はまずガーゼにて圧迫する。無効な場合はさらにABCなどを試みる。電気メスなどによる焼灼はかえって出血量を増す可能性があり，避けるべきである。視野に妨げを生じるほど大量の出血の場合は脾実質損傷を伴うこともあり，その場合，止血はかなり困難であるため，速やかに開腹に移行する。

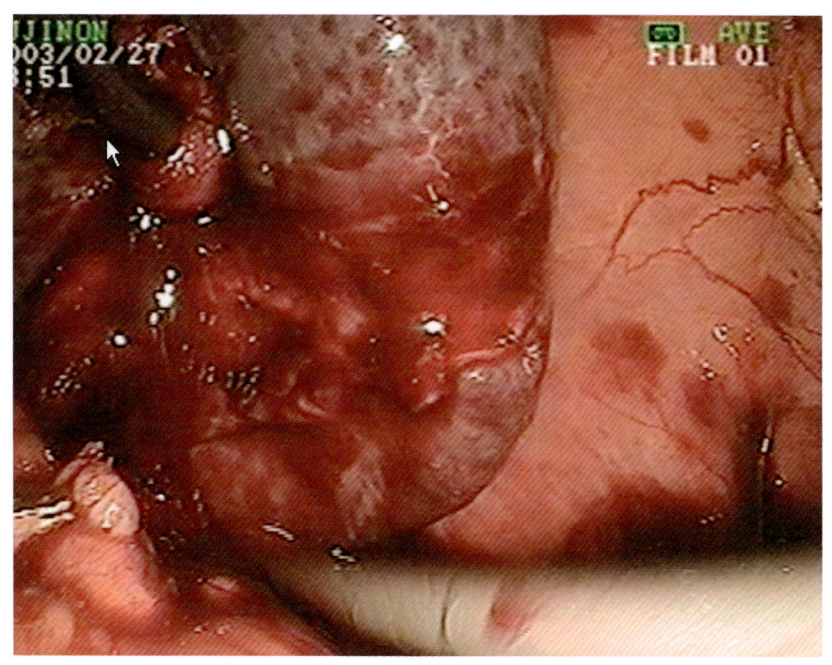

図27. 脾下極の被膜損傷による出血
HIV関連ITP症例。脾門処理直前に挿入した自動縫合器の先端があたり損傷。出血量は比較的多かったが,ガーゼで圧迫,出血の勢いが衰えたところで脾門を自動縫合器にて切離した

3）血管損傷

（1）短胃動脈

　短胃動脈は胃と脾の狭い間にあり，しかも脾上極に近いため，切離操作の際は，視野がもっとも悪いところでもっとも難しい操作を要求される．体位の変換と脾・胃両者の圧排により良好な視野を得てから切離を開始する．通常はLCS，あるいはLigaSure®などを用いれば出血の危険は少ないが，太い血管にはクリップを加えたほうが安全である．LigaSure®は，静脈を裸にしすぎるとシーリングの効果が十分でなくなるため，ある程度周りの組織を残した状態で使用する．また，クリップを用いる場合は，脾門処理の際の自動縫合器（エンドギア®など）のミスファイヤーの原因にならないよう配慮する．自動縫合器の切離ライン上では結紮糸を用い血管を結紮する．

　短胃動静脈からの出血は，まず出血部位を確認し，左手の鉗子で止血点を把持しつつ，余裕があればクリップをかける．LCSあるいはLigaSure®でも止血可能である．エンドループ®を大きくかけてもよい．

（2）脾動静脈

　出血するともっとも致命的になりやすい部位である．脾門部操作の前に十分周囲を剝離し，視野を確保しておく．とくにこの部位での視野確保は出血の予防に大切であり，出血した場合にも対処しやすい．自動縫合器による処理は迅速で容易であるが，われわれの経験では，血管用（閉鎖時サイズ1 mm，ホワイト）を用いたにもかかわらず，初期の16例のうち8例に止血操作を要した．脾門部が完全に切離されると止血される場合が多く，また少量の出血が続く場合にも止血は通常容易である（図28a，b）．

III．トラブルシューティング 57

脾

自動縫合器による
脾茎の切離端

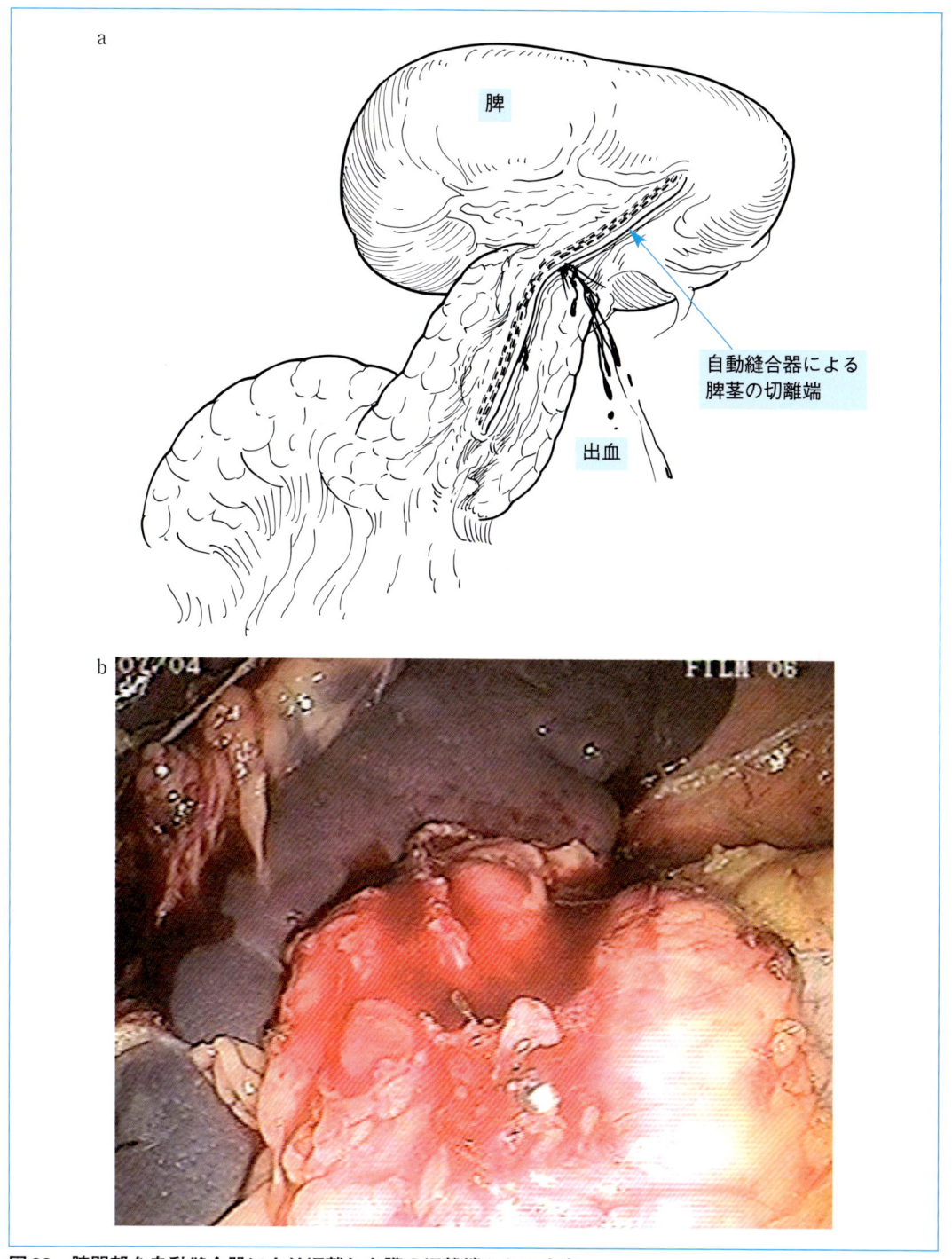

出血

図28．脾門部を自動縫合器により切離した際の切離端からの出血
a：自動縫合器の先端部分で時に出血する．まず圧迫による止血を試みる．次の自動縫合器をかけると止血することが多い
b：ITP症例．自動縫合器を用いた場合でも，切離端からは静脈性の湧出性出血から動脈性出血まで比較的高頻度で起こり得る

脾動脈からの出血は噴出性のため，出血点が確認しやすいことが多い（**図29**）。まず先端は細いが鈍な鉗子で出血点を把持し，クリップをかける。LCS，LigaSure®，エンドループ®も有効（**図30**）である。

　脾静脈からの出血は湧出性で出血点を確認できないことが多い。また，多量であることが多いので，まずガーゼで圧迫し，しばらく待つ（5分以上）。これで視野が確保でき，出血点が確認できれば，クリップ，LigaSure®などを試みる。縫合が必要なこともある。大量出血で圧迫が無効な場合は，すぐに視野が悪くなり，危険なこともある。われわれも自動縫合器の問題から一瞬のうちに700ml近い出血を生じた例を経験しているが，このような場合には速やかに開腹に移行したほうが安全である。HALSの場合は止血部位を比較的容易に，しかも副損傷なく手で押さえられるため，たとえ大開腹が必要な場合もそれまでの出血量を少なくすることができる。

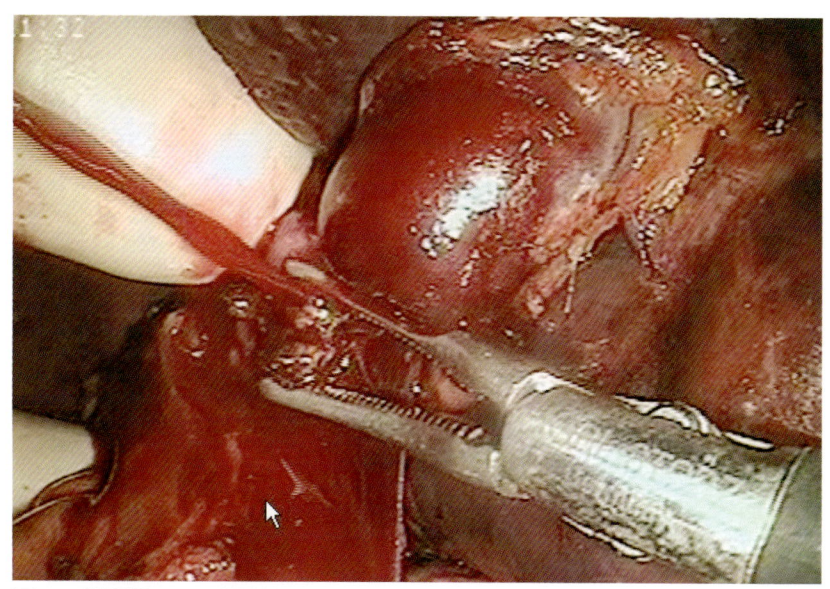

Ⅲ．トラブルシューティング　59

図29．脾門部よりの動脈性出血
悪性リンパ腫のHALS症例。脾門部の脈管を個別に処理しようとしていたところ，脾動脈より噴出性に出血。出血点が容易に同定できたので剥離鉗子で把持，その後クリップをかけ止血し得た

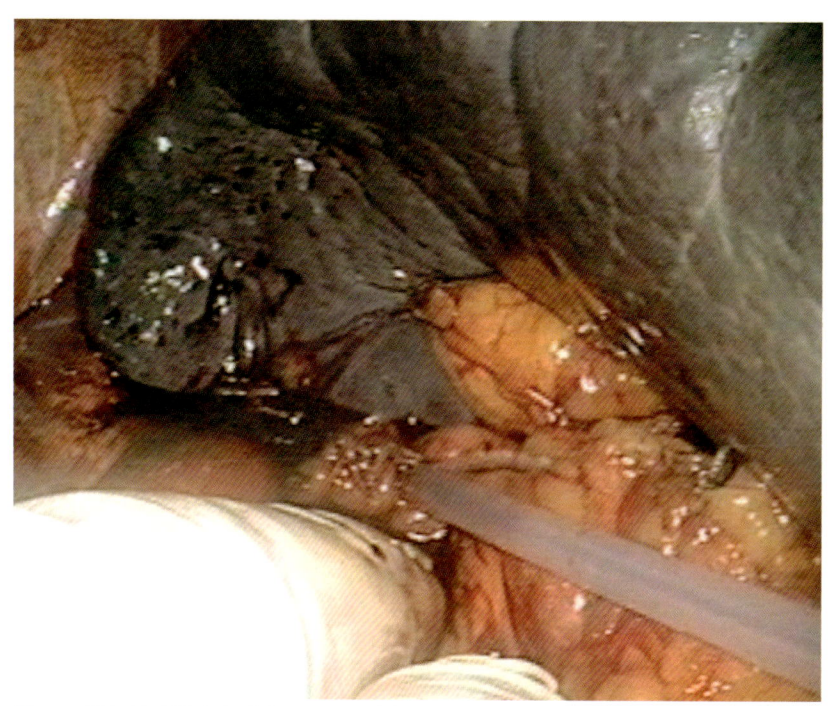

図30．遺伝性球状赤血球症のHALS症例
自動縫合器による切離端の先端部分の裏より動脈性に出血，ステイプラーの裏であり，クリップがかけにくい部位であったためエンドループ®にて止血した

2．他臓器損傷

1）横隔膜

　横隔脾ヒダの切離の際，損傷しやすいとされている（**図31**）。肺換気の悪化により気づかれる。そのまま穿孔部をヘルニアステイプラーで閉鎖したという報告もあるが，直ちに気腹を停止し，開腹に切り替えたほうが無難である。横隔膜を縫合閉鎖し，胸腔ドレーンを留置する。

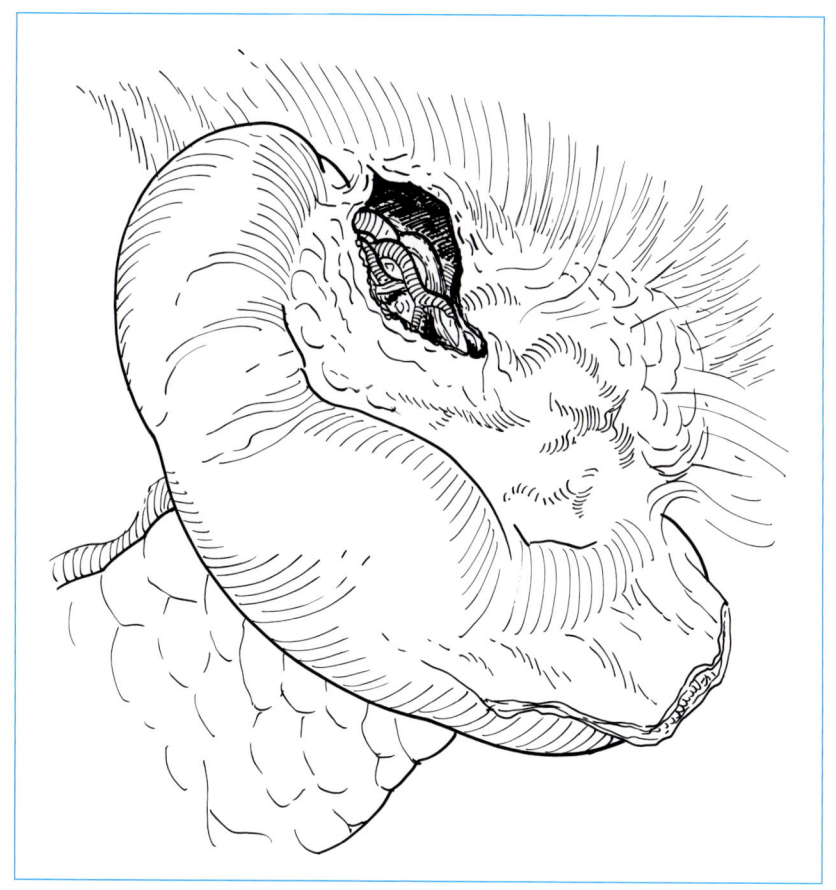

図31. 横隔脾ヒダの切離の際の横隔膜損傷
脾の外後側で頭側に横隔脾ヒダを切離していく際，横隔膜側に寄りすぎると損傷する可能性がある。とくにLCSではキャビテーション効果により穿孔を起こすことがあり注意が必要である

2) 膵

　膵脾間膜の切離の際，とくに自動縫合器使用の際，膵尾部を巻き込むことにより生じることが多い（図32）。術中に気づかず，術後膵液瘻になり判明する。ファイヤー直後に気づいたら，そのまま10秒以上待ち，十分膵組織を圧挫して，膵液瘻を予防する。自動縫合器を開いた後で気づいた場合は，有効性は明らかではないが，フィブリン糊を散布するか，縫合する。ドレーン先端を膵切離部付近に置く。血管用自動縫合器ならほとんど問題は起こらないとされているが，膵液瘻は重篤な合併症を招きかねないので注意が必要である。

3) 消化管

　剝離操作の際，横行結腸，胃，小腸などを損傷する可能性があるが，まれである。腹腔鏡下に縫合閉鎖できる場合もあるが，開腹に移行するのが安全である。

4) 肝

　肝の損傷はまれであるが，先端の鋭利な器械による肝の圧排の際に生じる可能性がある。出血が少ない場合は，多くは表層の損傷であるので問題ない。出血が多い場合は圧迫の後，ABCなどで止血を試みる。損傷が大きく，圧迫止血が無効の場合は実質まで損傷している可能性があり，開腹したほうが安全である。

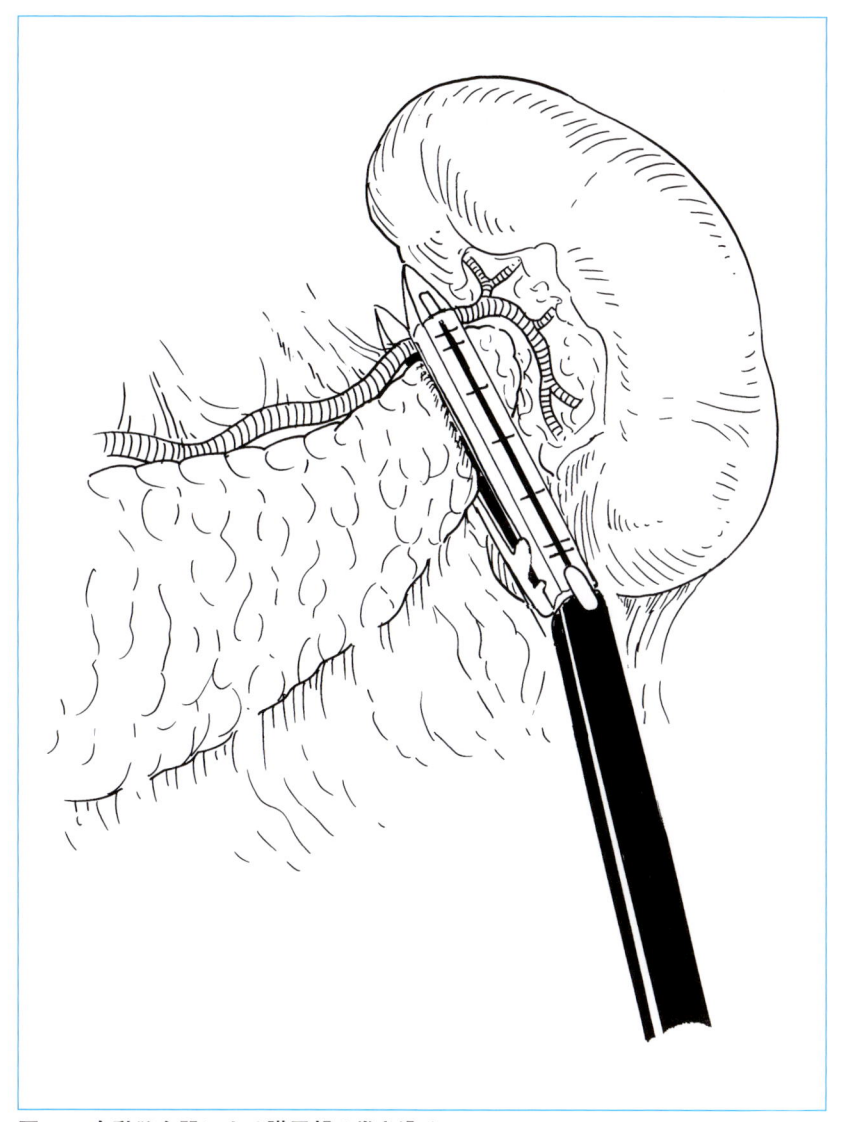

Ⅲ．トラブルシューティング　63

図32．自動縫合器による膵尾部の巻き込み
膵尾部が脾門部に埋まり込んでいる例もあり，膵の巻き込みが避けられない場合もある。血管用自動縫合器を用いる際，十分に圧挫することにより膵液瘻を予防できる

3. その他のトラブル

1) 脾臓がパウチに収まらない

 2分割，3分割する方法もあるが，脾細胞が腹腔内あるいは腹壁に落下して生着する可能性もあるので，より径の大きなパウチに変える。また，小さい場合でも脾臓が腹腔内で浮遊してしまってなかなか入れにくいこともあるので，横隔脾ヒダの上縁を最後まで残しておいて，吊り下げた状態で頭位を高くして格納する方法もある（hanged spleen technique，図21）。

2) 脾臓が腹腔外に取り出せない

 パウチに収めたら，これを細かく破砕すればまず取り出せないことはないが，時間がかかる場合は組織細切器（Electromechanical Morcellator®，Karl Storz社）が有効である。悪性疾患で播種が心配な場合は，取り出せるだけのサイズの皮膚切開をおく。

3) 脾臓の腹腔外への取り出しに際し，脾組織が腹腔内にこぼれた

 ITPなどの血液疾患および悪性腫瘍では再発の，その他の場合では「Ⅳ．術後合併症と対策」で述べるsplenosisの可能性が生じる。有効性のエビデンスはないが，できるだけ洗浄を繰り返し，経過を慎重に観察する。腹腔内で脾を損傷した場合も同様である。

IV.

術後合併症と対策

Ⅳ．術後合併症と対策

　腹腔鏡下脾臓摘出術の主な術後合併症を**表6**にあげる。meta-analysisを用いた報告によると，開腹術に比べ腹腔鏡下手術のほうが合併症発生率は有意に低い（15.5％ vs 26.6％，$p<0.0001$）。死亡率は，有意差はないが腹腔鏡下のほうが若干低い傾向にある（0.6％ vs 1.1％）。

　日本内視鏡外科学会の報告（表5，p.51参照）では，2,055例の腹腔鏡下脾臓摘出例中，膵炎・膵液瘻が10例，腹腔内膿瘍5例，呼吸器合併症4例，創感染3例であった。一般的に多いと考えられる術後出血の例は，その他の項目に含まれている可能性があるが，少ないといえる。

　腹腔鏡下脾臓摘出術に特徴的な合併症と問題点の主なものについて以下に解説する。その中には致命的な合併症もいくつか知られているため注意が必要である。

表6．腹腔鏡下脾臓摘出術の主な術後合併症

術後早期
　後出血
　門脈血栓症
　膵液瘻，膵炎
　腹腔内膿瘍
　腸管損傷
　腸閉塞
　肺炎，気胸，肺塞栓症
　トロッカー創感染

術後晩期
　OPSI；overwhelming postsplenectomy infection
　遺残副脾
　splenosis
　トロッカー創ヘルニア

1. 後出血

　後出血の報告は，日本内視鏡外科学会の報告を含め，術中出血に比べるとそれほど多くはないが，対象が血液疾患の患者であることが多いため，術中の止血が十分でないと，生じる可能性は通常の手術より高くなる。約1％に生じ，そのうち73％は再手術が必要である。直後よりドレーンの排液，バイタルサインに注意し，短時間に大量の出血を認める場合はまず血管塞栓術にて止血を図り，効果がないときは再手術にて止血する。また，横隔膜下や腹腔内に血腫を形成することがあるので，血液所見に注意し，必要ならば超音波，CTなどの画像診断も考慮する。

2. 門脈血栓症

　肝内門脈から本幹，脾静脈，上下腸間膜静脈に生じ得る。開腹脾臓摘出術では6〜10％の頻度で発生するといわれているが，腹腔鏡下では発生頻度が高いとする報告がある（造影CTによる詳細な検討では55％ vs 19％，$p = 0.03$）。脾腫を呈する例や，血液疾患例の脾臓摘出術後に起こりやすいとされている。臨床的に問題になるものは少ないが（1〜4％），腸管壊死などの致命的な合併症に発展することがある。症状は上腹部痛，発熱など不定なものが多く，造影CT，ドップラーエコーなどで診断される。早期にヘパリン投与，その後の抗凝固療法により治療されるが，血栓除去術，腸管切除術などが必要なこともある。術後血小板が70万/μlを超えた場合は血栓形成予防にアスピリン投与を考慮する。

3. 腹腔内膿瘍

　とくに左横隔膜下腔は仰臥位にて一番低い位置になるため浸出液が貯留しやすく，免疫器官である脾臓を摘出した状態では術後膿瘍を形成しやすいとされるが，実際には約0.5％とそれほど多くない。ドレーンからの逆行性感染も推測されている。超音波検査，CT検査にて容易に診断される。予防としては術中の十分な止血，有効なクローズドドレナージが重要である。治療は抗菌薬投与と，可能なら経皮的ドレナージ，不可能ならば，あるいはドレナージが無効なら，開腹して十分なドレナージが必要となる。

4. 膵液瘻

　脾門部処理に際し膵尾部を損傷することにより生じることが多い。約0.6％に発生し，術後ドレーン排液中のアミラーゼ高値により診断される。血清中のアミラーゼ値は上昇しないことが多い。ドレナージが有効でない場合は膿瘍形成，腹腔内大量出血を招くおそれがある。予防としては，多くは脾門の切離の際の自動縫合器による膵の挟み込みによるため，脾上極の剥離を十分にし，良好な視野のもとに切離することが推奨される。治療としては絶飲食，高カロリー輸液，蛋白分解酵素阻害薬，ソマトスタチンアナログの投与などが知られているが，ドレナージが良好で，炎症などがない場合はむしろ栄養管理の観点から，経口摂取を開始し，瘻孔の早期閉鎖を期待したほうがよい場合もある。

5. OPSI (overwhelming postsplenectomy infection)

　晩期合併症としてはもっとも注意すべき状態であり，脾臓摘出後に起こる致命的な敗血症をさす。頻度は2～4％程度と報告されている。4歳以下の小児は大人の2～3倍発生率が高い。ほとんどは脾臓摘出2年後より発生し，生涯にわたり発生する可能性がある。いったん発症すると急速に進展し，血圧低下，DIC，意識障害などに至る。致命率は50～70％で，生存しても四肢の壊死，髄膜炎，心内膜炎などの重篤な後遺症を残す。治療は抗菌薬の十分な投与と全身的管理である。肺炎球菌が原因であることが多く，予防としては脾臓摘出前にワクチンを投与するのが有効とされている。

6. 遺残副脾

　副脾の発生頻度は10～40％とされ，脾周辺に多いとされるが，卵巣やDouglas窩など，腹腔内いずれにも生じ得る（図2, p.5参照）。とくに血液疾患の場合は脾臓摘出後の再発の主な原因といわれ，術前・術中検索が重要とされている。術前検索としてはCT，超音波検査，シンチグラフィーなどが行われているが，正診率は40％程度である。超音波検査や腹部CT検査で副脾を疑う腫瘤像を認めた場合は，^{99m}Tc-スズコロイドやフチン酸を用いたシンチグラフィーで鑑別する（図33）。副脾の術中検索では腹腔鏡下で5～29％，開腹下で5～30％の頻度と報告され，腹腔鏡下手術に懸念されている触診が行い得ないことによる副脾の見逃しに関しては開腹手術と差はないとする報告が多い（図34）。治療は摘出であるが，再度腹腔鏡下に施行された例の報告もある。

Ⅳ．術後合併症と対策

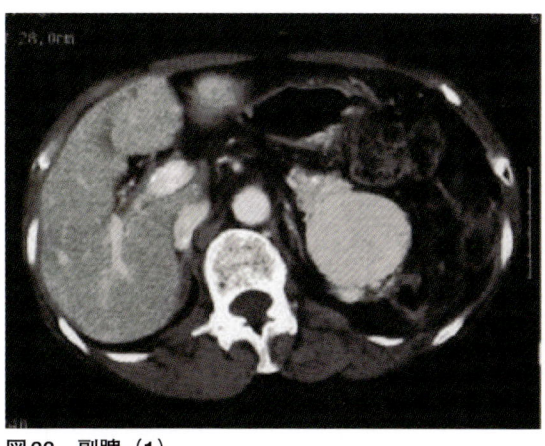

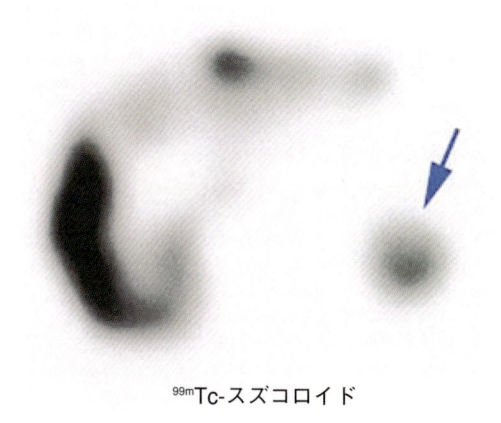

図33. 副脾（1）
ITPに対し脾臓摘出後8年経過し再発した症例。CT上，副脾を疑う腫瘤像を認めスズコロイドシンチグラフィーを行い診断が確定した

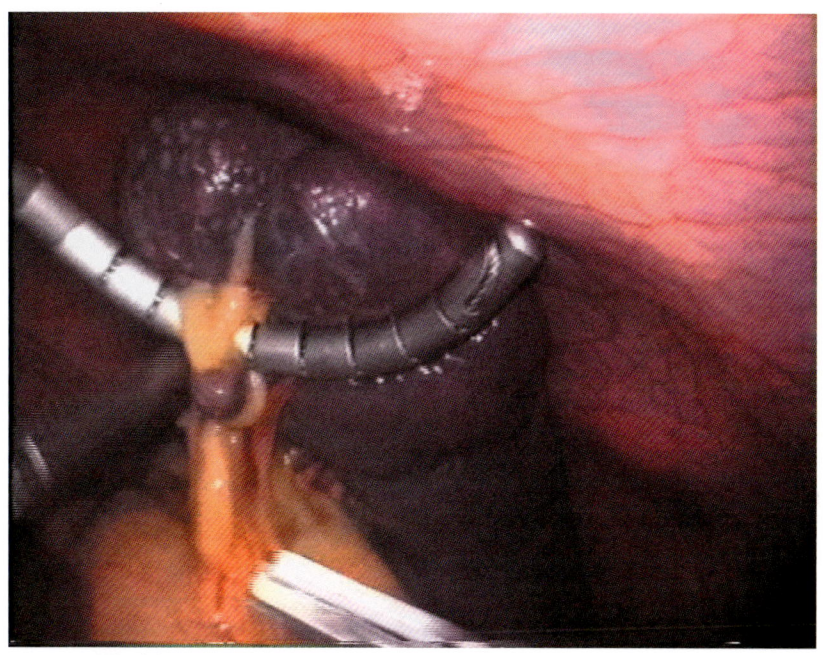

図34. 副脾（2）
腹腔鏡下手術においては，副脾は赤褐色調を呈する球状の小腫瘤として観察される

7. splenosis

 脾臓摘出術や外傷の際に生じる脾組織の大網や腹腔への自己移植により形成される。平均29年後に生じるとの報告もある。血液疾患の場合は再発の原因となるが，その他の場合はほとんど症状がなく，あっても圧迫症状のみで，悪性腫瘍との鑑別が主として問題となる。予防は術中に脾の被膜を破らないことであり，治療は摘出であるが，腹膜播種を起こした例もあり，慎重な対処が必要とされる。

| JCLS | 〈(株)日本著作出版権管理システム委託出版物〉

> 本書の複製権・翻訳権・上映権・譲渡権・公衆送信権（送信可能化権を含む）は株式会社へるす出版が保有します。
> 本書の無断複写は著作権法上での例外を除き禁じられています。複写される場合は，その都度事前に(株)日本著作出版権管理システム（電話 03-3817-5670，FAX 03-3815-8199）の許諾を得てください。

消化器内視鏡下手術シリーズ～標準的手技を学ぶ⑧
腹腔鏡下脾臓摘出術

定価（本体価格 3,800 円＋税）

2008 年 8 月 20 日　第 1 版第 1 刷発行

監　修	木村　泰三
著　者	森　俊幸，跡見　裕，寺島　裕夫
発行者	岩井　壽夫
発行所	株式会社　へるす出版
	〒164-0001　東京都中野区中野 2-2-3
	電話　（03）3384-8035（販売）　（03）3384-8155（編集）
	振替　00180-7-175971
印刷所	広研印刷株式会社

〈検印省略〉

©2008 Printed in Japan
落丁本，乱丁本はお取り替えいたします。
ISBN978-4-89269-617-6